L'injection intra-cytoplasmique de spermatozoïdes (ICSI)

Samuel Chemla

L'injection intra-cytoplasmique de spermatozoïdes (ICSI)

Aspects médico-légaux

Presses Académiques Francophones

Impressum / Mentions légales
Bibliografische Information der Deutschen Nationalbibliothek: Die Deutsche Nationalbibliothek verzeichnet diese Publikation in der Deutschen Nationalbibliografie; detaillierte bibliografische Daten sind im Internet über http://dnb.d-nb.de abrufbar.
Alle in diesem Buch genannten Marken und Produktnamen unterliegen warenzeichen-, marken- oder patentrechtlichem Schutz bzw. sind Warenzeichen oder eingetragene Warenzeichen der jeweiligen Inhaber. Die Wiedergabe von Marken, Produktnamen, Gebrauchsnamen, Handelsnamen, Warenbezeichnungen u.s.w. in diesem Werk berechtigt auch ohne besondere Kennzeichnung nicht zu der Annahme, dass solche Namen im Sinne der Warenzeichen- und Markenschutzgesetzgebung als frei zu betrachten wären und daher von jedermann benutzt werden dürften.

Information bibliographique publiée par la Deutsche Nationalbibliothek: La Deutsche Nationalbibliothek inscrit cette publication à la Deutsche Nationalbibliografie; des données bibliographiques détaillées sont disponibles sur internet à l'adresse http://dnb.d-nb.de.
Toutes marques et noms de produits mentionnés dans ce livre demeurent sous la protection des marques, des marques déposées et des brevets, et sont des marques ou des marques déposées de leurs détenteurs respectifs. L'utilisation des marques, noms de produits, noms communs, noms commerciaux, descriptions de produits, etc, même sans qu'ils soient mentionnés de façon particulière dans ce livre ne signifie en aucune façon que ces noms peuvent être utilisés sans restriction à l'égard de la législation pour la protection des marques et des marques déposées et pourraient donc être utilisés par quiconque.

Coverbild / Photo de couverture: www.ingimage.com

Verlag / Editeur:
Presses Académiques Francophones
ist ein Imprint der / est une marque déposée de
OmniScriptum GmbH & Co. KG
Heinrich-Böcking-Str. 6-8, 66121 Saarbrücken, Deutschland / Allemagne
Email: info@presses-academiques.com

Herstellung: siehe letzte Seite /
Impression: voir la dernière page
ISBN: 978-3-8381-7163-0

LE RISQUE MÉDICO-LÉGAL DE L'INJECTION INTRA-CYTOPLASMIQUE DE SPERMATOZOÏDE

(INTRA CYTOPLASMIC SPERM INJECTION, ICSI)

Par le Docteur Samuel CHEMLA

Remerciements

Au Docteur Michel Zala, sans lequel ce mémoire n'aurait pas vu le jour. Qu'il soit remercié pour son aide précieuse.

À mon père, Jean-Pierre Chemla : ses axes de réflexion ont guidé l'élaboration de ce travail.

À ma mère, Chantal Chemla : merci pour son soutien inconditionnel.

À l'ensemble des personnes qui – de près ou de loin – ont œuvré pour la naissance de cet ouvrage.

Table des matières

Introduction

En France, la prévalence de l'infertilité est estimée à 14 %. Selon une étude française, dans 20 % des cas l'infertilité était masculine, dans 34 % des cas féminine, dans 39 % des cas mixte, et dans 8 % des cas indéterminée [30]. Ces chiffres, de 1989, semblent peu sujets à variation.

Bien que non considérée comme une priorité de santé publique, l'infertilité est source de souffrance sociale et psychologique pour les hommes et les femmes infertiles. Trois approches thérapeutiques peuvent être proposées : médicale, chirurgicale et l'Assistance Médicale à la Procréation (AMP).

L'AMP désigne l'ensemble des pratiques cliniques et biologiques qui permettent la conception, ainsi que toute technique d'effet équivalent qui permette la procréation en dehors du processus naturel. Dans notre pays, elle ne peut avoir que deux finalités :

– remédier à une infertilité, dont le caractère pathologique a été diagnostiqué

– éviter la transmission, à l'enfant ou à un membre du couple, d'une maladie d'une particulière gravité.

En France, on estime que 25.000 à 30.000 couples consultent chaque année dans un centre d'AMP. Parmi les couples hétérosexuels stables, 15 à 20 % ont consulté un médecin pour des difficultés à avoir un enfant et 6 % seraient infertiles. En 2010, l'âge moyen du premier enfant était de 28,1 ans (INSEE), et ce chiffre ne cesse d'augmenter depuis ces vingt dernières années. Selon l'Institut National d'Études Démographiques, les femmes qui suivent des études supérieures préfèrent obtenir leur diplôme, avant de concevoir leur premier enfant. De ce fait, l'âge de la première maternité augmente, alors la qualité des ovocytes s'altère. La hausse de recours à l'AMP s'explique en partie par ce phénomène : en France, en 2010, l'AMP a donné naissance à 22.401 enfants (2,7 % des naissances de la population générale) [49].

L'AMP regroupe différentes techniques, dont la Fécondation In Vitro (FIV). L'injection intra-cytoplasmique de spermatozoïde (en anglais, Intra Cytoplasmic Sperm Injection, ICSI) est une variante de FIV.

Le présent mémoire a pour objet le risque médico-légal de l'ICSI en France, très peu analysé dans la littérature. Compte tenu des disparités entre les pays européens, cet examen portera exclusivement sur la France. Les données de référence sont fournies par le rapport de la Haute Autorité de Santé (HAS) [30], qui date de 2006 : dans la mesure du possible, elles seront actualisées.

Ce travail présentera succinctement les différentes techniques d'AMP, la place et les indications de l'ICSI, avant de faire le point sur l'évolution du contrat médecin-malade, et de la responsabilité du praticien. Ensuite, il abordera l'encadrement médico-légal de l'AMP et de l'ICSI en France. Après avoir proposé une définition générale du risque médico-légal, il détaillera celui de l'ICSI, ses incertitudes et sa prévention. Enfin, la jurisprudence et une observation – dont nous avons eu connaissance – montreront qu'en matière d'AMP, le risque médico-légal existe, qu'il est tout sauf théorique.

AMP, ICSI : aspects techniques, indications

L'AMP est un ensemble de techniques, aux confins de la médecine et de la biologie, strictement encadrées sur le plan médico-légal. Elle comprend : l'insémination artificielle, la FIV et l'ICSI. Depuis 1998, le nombre d'ICSI est en augmentation, au détriment de la FIV conventionnelle : autour de 63 % des tentatives de FIV [30].

Le protocole thérapeutique est déterminé par une équipe pluridisciplinaire, après les investigations nécessaires, cliniques et biologiques, chez les conjoints. Le couple reçoit des indications très précises sur le type de technique utilisée, ses avantages et ses inconvénients, ses limites. Après un délai de réflexion, il notifie – par écrit – sa décision de rentrer dans le protocole choisi.

I) ASPECTS TECHNIQUES DE L'AMP

Nous envisagerons – dans leurs grandes lignes – les aspects techniques de l'insémination artificielle, de la FIV et de l'ICSI [25, 27].

A) L'insémination artificielle

L'insémination artificielle peut être réalisée avec le sperme du conjoint, introduit dans l'utérus par voie naturelle. En cas de stérilité du conjoint, le sperme peut être celui d'un donneur : il est recueilli et congelé sous forme de paillettes par un Centre d'Etudes et de Conservation des Œufs et du Sperme (CECOS). Que le sperme soit frais ou congelé, il peut être utilisé avec ou sans préparation, par lavage et centrifugation. Les inséminations peuvent être conduites en cycle spontané, mais une stimulation hormonale multiplie les chances de grossesse par deux (avec le citrate de clomifène) ou trois (avec la FSH ou Human Menopausal Gonadotrophin, hMG).

B) La Fécondation In Vitro

La FIV consiste à reproduire – en laboratoire – la fécondation et les premières étapes du développement embryonnaire.

Elle a lieu dans un milieu de culture dont la composition est proche de l'environnement physiologique des trompes. On utilise les ovocytes et les spermatozoïdes des conjoints. En cas de stérilité définitive d'un des membres du couple, on peut recourir au don d'ovocytes ou de spermatozoïdes. La FIV partage avec les inséminations intra-utérines le même principe de préparation du sperme par sélection / centrifugation / lavage en milieu de culture appropriée. En revanche, toutes les autres étapes lui sont spécifiques : stimulation ovarienne, recueil des ovocytes et du sperme, culture in vitro, transfert embryonnaire, congélation des gamètes et des embryons [25, 27].

B.1) La stimulation ovarienne en FIV

L'objectif est d'obtenir une hyperstimulation ovarienne contrôlée, tout en évitant une ovulation spontanée qui empêcherait la récupération d'ovocytes lors de la ponction.

B.1.1) D'abord, le blocage de l'ovulation

La première phase, dite de « blocage », intervient en milieu de phase lutéale du cycle précédant la FIV ou le premier jour du cycle de FIV. Elle consiste en l'injection d'un agoniste ou d'un antagoniste de la gonadotrophine-releasing hormone (Gn-RH).

B.1.2) Puis, la stimulation hormonale

La deuxième étape, de stimulation hormonale proprement dite, est réalisée avec des hMG (extraites des urines de femmes ménopausées) ou de la FSH (hormone de

4

synthèse). Les doses sont deux à quatre fois supérieures à celles utilisées lors des stimulations mono-folliculaires : 150 ou 225 UI de gonadotrophines sont injectées quotidiennement, du début du cycle jusqu'au déclenchement de l'ovulation.

La surveillance du cycle (ou monitorage) est biologique et échographique : cinétique du taux d'estradiol ; évaluation échographique de la croissance de la cohorte folliculaire et de l'épaisseur de la muqueuse utérine.

Les critères de déclenchement de l'ovulation reposent sur le rapport entre le taux d'estradiol et le nombre de follicules ayant atteint au moins 16 mm de diamètre (en pratique, environ 300 pg d'estradiol par follicule mature). Si le taux d'estradiol est trop élevé (supérieur à 3500 pg/ml), on renonce – en principe – au déclenchement pour éviter un syndrome d'hyperstimulation ovarienne. Le déclenchement de l'ovulation se fait habituellement par injection de Human Chorionic Gonadotrophin (hCG, hormone secrétée par le placenta), 36 heures avant la ponction ovocytaire [27].

B.2) Le recueil des ovocytes et des spermatozoïdes

B.2.1) Les ovocytes

Le prélèvement ovocytaire se fait par ponction écho-guidée trans-vaginale. S'il est effectué sous anesthésie générale, une consultation préalable avec l'anesthésiste est obligatoire. La patiente devra être à jeun, le matin de la ponction.

Les liquides folliculaires, contenant les ovocytes, sont aspirés à la seringue ou à l'aide d'une pompe. Leur contenu est examiné à la loupe binoculaire (grossissant 10 à 40 fois) afin de repérer les ovocytes (0,120 mm de diamètre). Les ovocytes sont pipettés, lavés et transférés dans un milieu de culture pour fécondation. Ils sont conservés en étuve à 37°C, dans une atmosphère humide contenant 5 % de gaz carbonique (afin de maintenir un pH de 7,4). Parfois, la ponction ne ramène aucun ovocyte.

B.2.2) Les spermatozoïdes

Le recueil des spermatozoïdes est effectué simultanément, ou préalablement, au prélèvement d'ovocytes.

Après liquéfaction, le sperme est centrifugé : le culot (qui contient les spermatozoïdes potentiellement les plus fécondants) est récupéré, puis de nouveau centrifugé pour rinçage en milieu de culture. Environ 30.000 à 100.000 spermatozoïdes suffisent pour inséminer les ovocytes in vitro (au lieu de un à trois millions dans les inséminations intra-utérines).

B.3) La culture in vitro des ovocytes

Les spermatozoïdes sont disposés dans le milieu de culture où se trouvent les ovocytes. Le contact entre gamètes dure environ quatre heures, en étuve à 37°C.

Le lendemain, les ovocytes sont observés au microscope (grossissement 40 à 400 fois).

Au bout de 24 heures, un nouvel examen microscopique est réalisé. Si la fécondation a eu lieu, on observe des embryons à deux, quatre ou huit cellules. Un score, établi en fonction de l'aspect morphologique (nombre et régularité des cellules), est attribué à chaque embryon : cet aspect est corrélé positivement au pronostic de grossesse. La culture est prolongée jusqu'au transfert.

B.4) Le transfert embryonnaire

Le transfert embryonnaire est habituellement pratiqué deux ou trois jours après la fécondation. On transfère préférentiellement les embryons ayant l'aspect cellulaire le plus régulier. Deux embryons, au maximum, sont déposés dans la cavité utérine.

Chez les femmes les plus jeunes et lorsqu'il s'agit d'une première ou deuxième tentative, le transfert d'un seul embryon est souvent proposé : l'objectif est de réduire le risque de grossesses multiples, y compris gémellaires.

Un dosage de Bêta HCG est effectué 48 heures et 11 à 13 jours après le transfert. En cas de grossesse, une échographie est pratiquée un mois après le transfert des embryons.

B.5) La congélation des gamètes et des embryons

La cryoconservation dans l'azote liquide a permis d'étendre et mieux contrôler les différentes pratiques d'AMP. Si la congélation des ovocytes reste difficile, celle des spermatozoïdes est aisée et courante. Quant à la congélation embryonnaire, elle peut être effectuée systématiquement – après accord du couple – lorsque les conditions d'un transfert immédiat in utero ne sont pas réunies : signes d'hyperstimulation ovarienne, épisodes fébriles, muqueuse endomètriale insuffisante…

Ces embryons congelés, et leurs parents, sont protégés par la loi. Seuls les parents ont le droit de décider du devenir des embryons : conservation pour un transfert ultérieur, destruction, recherches encadrées, don à un autre couple (accueil d'embryon).

En France, tous les dons sont strictement anonymes et gratuits.

C) L'injection intra-cytoplasmique de spermatozoïdes

Apparue en 1992 (André van Steirteghem), l'ICSI est une variante de FIV, qui comporte une micro-manipulation : un spermatozoïde est injecté dans l'ovocyte. L'ICSI impose une préparation spéciale des ovocytes et des spermatozoïdes.

Les ovocytes sont ponctionnés, lavés puis débarrassés de leurs cellules périphériques. Les gamètes immatures sont éliminés. Chaque ovocyte est maintenu – par aspiration sur une micro-pipette de contention – dans une position déterminée.

Pour chacun des ovocytes, un spermatozoïde est choisi en fonction de son aspect et de sa mobilité. Il est aspiré, flagelle en premier, puis doucement expulsé jusqu'à ce que la tête sorte de la pipette. Les mouvements du spermatozoïde sont ralentis par l'utilisation de PolyVinylPyrrolidone (PVP) ou de hyaluronate de sodium. La pipette casse la jonction avec le flagelle, ce qui immobilise totalement le gamète mâle. Il est aussitôt injecté dans le cytoplasme de l'ovocyte. Les ovocytes fécondés sont ensuite remis dans une boîte de culture, à 37°C, pour les étapes suivantes.

Depuis une dizaine d'années, une technique complémentaire de l'ICSI se développe, l'Intracytoplasmic Morphologically selected Sperm Injection ou IMSI (Bartoov). Grâce à un agrandissement numérique de l'image, on peut observer la tête des spermatozoïdes à un grossissement de x 6000 (au lieu de x 200–400 avec l'ICSI conventionnelle). L'évaluation de la morphologie du noyau spermatique et de la densité de sa chromatine affine la sélection des spermatozoïdes avant micro-injection. Les résultats cliniques de l'IMSI sont extrêmement controversés [22, 31, 37, 46, 47].

II) INDICATIONS DES TECHNIQUES D'AMP

Quelle que soit la technique envisagée, l'AMP est globalement indiquée lorsque le diagnostic médical montre une évidence : la rencontre fécondante des spermatozoïdes et de l'ovule ne peut pas s'effectuer normalement ; les infertilités conjugales sévères en sont donc la cause principale. L'AMP peut être également indiquée pour éviter les rapports sexuels non protégés, s'il existe un risque de transmission grave infectieuse ou héréditaire. Enfin, l'AMP peut être proposée avant des thérapeutiques potentiellement stérilisantes (chimiothérapie, radiothérapie, castration) [7]. Nous aborderons les indications des trois grandes techniques d'AMP, en insistant sur celles de l'ICSI.

A) L'Insémination Artificielle et les FIV

L'insémination artificielle avec sperme du conjoint est recommandée : lorsque celui-ci est peu fertile (oligospermie), ou si les rapports sexuels sont médicalement impossibles. L'insémination avec sperme d'un donneur sera conseillée :

– si le conjoint est stérile

– ou en cas de risque de transmission d'une maladie particulièrement grave, à l'enfant ou à l'un des membres du couple (SIDA, Hépatite B ou C…).

Les FIV seront préconisées dans les situations suivantes : échec des inséminations artificielles, infertilité tubaire, infertilité (féminine) inexpliquée, infertilité masculine, endométriose [7].

B) L'Intra Cytoplasmic Sperm Injection

Les indications de l'ICSI, bien codifiées par la HAS [30], ont été actualisées en 2010 par Amar-Hoffet et al. [7].

En première intention, les indications de l'ICSI sont : les azoospermies et les oligo-asthénotératospermies (OAT) ; l'échec total de fécondation ou la paucifécondation ; les anticorps anti-spermatozoïdes ; enfin, des raisons techniques (moins de 2 % des ICSI sont réalisées dans le cadre d'un diagnostic pré-implantatoire ou en contexte viral).

La HAS a codifié les indications de l'ICSI en seconde intention [30]. Globalement, en l'absence d'indication masculine, il n'y a pas lieu de recourir à l'ICSI [7].

Le contrat médecin-malade et l'évolution de la responsabilité médicale

Comme tout acte médical, les techniques d'AMP (dont l'ICSI) lient le praticien et les patients, aux termes d'un contrat médico-légal. Longtemps resté dans un cadre classique, celui-ci a beaucoup évolué – tout comme la responsabilité médicale – dans la dernière décennie.

I) LE CONTRAT MÉDECIN-MALADE CLASSIQUE

La nature contractuelle de la relation – entre un patient et son médecin – a été instaurée par l'arrêt Mercier (Cour de cassation, chambre civile, 20 mai 1936). Entre le praticien et son client, se forme un véritable contrat. Le médecin s'engage à donner des soins consciencieux, attentifs et conformes aux données acquises de la science.

A) <u>Les caractères du contrat</u>

Le contrat médecin-malade présente un certain nombre de caractéristiques [8, 48]. Il est :

– civil, relevant de la compétence des juridictions judiciaires

– oral et implicite : il n'est pas signé ; la simple constatation que le médecin ait accepté de prendre en charge la pathologie du patient conclut, de facto, ce contrat

– tacite, c'est-à-dire qu'il reconnaît l'échange de consentements entre les parties

– synallagmatique, faisant naître des obligations réciproques entre les parties (art. 1102 du code civil).

– établi à titre onéreux, le malade règle des honoraires au médecin

– conclu « intuitu personae » : le praticien s'engage à soigner lui-même son patient, il ne peut déléguer cette prestation sans l'en avoir informé.

Parmi les questions que pose cet arrêt de 1936 figure celle de soins *« conformes aux données acquises de la science »*. Quelles références scientifiques doit-on retenir pour les définir ? Les sociétés savantes – tout comme la HAS – délivrent ce que l'on peut appeler la « vérité scientifique du moment ». Néanmoins, leurs recommandations n'ont pas la nature contraignante d'une loi ou d'un arrêté [12].

B) Les conditions de validité

Pour que le contrat soit valide, quatre conditions doivent être remplies (art. 1108 du code civil) [8, 48] :

– les deux parties doivent être à même de contracter, ce qui impose au médecin de satisfaire aux clauses légales d'exercice

– le consentement doit être libre et éclairé (art. 1109 du code civil), ce qui suppose une information sur tous les risques, qu'ils soient prévisibles ou exceptionnels

– le contrat doit reposer sur un objet certain (acte thérapeutique et / ou diagnostique), avec une activité de soins soumise, en règle générale, à une obligation de moyens et non de résultats ; le patient doit observer les prescriptions et régler des honoraires

– la cessation du contrat peut survenir de par la volonté d'une des parties ; pour le médecin, elle s'assortit de la nécessité de continuité des soins (art. 47 du code de déontologie).

On notera que les laboratoires de biologie sont tenus, eux, à une obligation de sécurité résultat [8] : leur responsabilté ne sera pas abordée dans le cadre du présent travail.

II) LA RESPONSABILITÉ MÉDICALE DEPUIS 2002

Depuis 2002, la responsabilité médicale a vécu de profondes mutations.

A) L'évolution du droit à l'information

Tout d'abord, le droit de l'information des patients s'est transformé, avec la loi N° 2002-303 du 4 mars 2002 (dite « loi Kouchner »).

A.1) Le devoir d'information

L'article L1111-2 du code de Santé Publique (CSP) précise : « *Toute personne a le droit d'être informée sur son état de santé. Cette information porte sur les différentes investigations, traitements ou actions de prévention qui sont proposés, leur utilité, leur urgence éventuelle, leurs conséquences, les risques fréquents ou graves normalement prévisibles qu'ils comportent ainsi que sur les autres solutions possibles et sur les conséquences prévisibles en cas de refus [...]* »

Délivrée au cours d'un entretien individuel, cette information incombe à tout professionnel de santé dans le cadre de ses compétences et le respect des règles professionnelles. En cas de litige, il appartient au praticien ou à l'établissement de santé d'apporter la preuve que l'information a été délivrée à l'intéressé (art. 35 du code de déontologie, [15]) Cet article L1111-2 pose également la question de ce qu'on entend par des « risques fréquents ou graves normalement prévisibles ».

A.2) Les caractéristiques de l'information

L'article 35 du code de déontologie médicale stipule : « *Le médecin doit à la personne qu'il examine, qu'il soigne, qu'il conseille, une information loyale claire et appropriée sur son état, les investigations et les soins qu'il lui propose. Tout au long de la maladie, il tient compte de la personnalité du patient dans ses explications et veille à leur compréhension* ». Dans ses commentaires [15], le conseil de l'Ordre insiste sur une information « *loyale, claire et appropriée* ».

Loyal est le mot-clé : l'information doit permettre au patient de prendre la décision que semble imposer sa situation. Appropriée aux circonstances, elle doit être claire, ce qui signifie compréhensible par le patient : tout langage technique sera banni, sans pour autant travestir la réalité. Enfin, comme le stipule l'article L1111-4 du CSP, *« Toute personne prend, avec le professionnel de santé et compte tenu des informations et des préconisations qu'il lui fournit, les décisions concernant sa santé »*. Les textes exigent donc que les professionnels de santé prennent position et guident les patients au-delà du simple conseil.

A.3) Des conséquences en matière de responsabilité

Cette obligation d'information a des répercussions importantes en termes de responsabilité du praticien : celle-ci est engagée, s'il n'a pas fourni à son patient les précisions nécessaires, le privant ainsi de la possibilité d'un choix éclairé.

La jurisprudence a pris un tour nouveau – le 25 février 1997 – avec l'arrêt rendu par la Cour de cassation (arrêt Hédreul, Civ. 1, N° 94-12185) : en cas de litige, c'est désormais au médecin – et non plus au patient – qu'incombe la charge de la preuve.

Le médecin doit justifier qu'il a bien informé son patient des risques du traitement proposé. Cette obligation porte même sur l'existence d'un risque exceptionnel, si c'est un risque grave (arrêt Castagnet, Civ.1, 7 octobre 1998, N° 97-12185).

La preuve que le praticien doit rapporter porte sur l'existence de l'information donnée et sur son contenu. Il ne peut s'agir d'un formulaire général intitulé « document de consentement éclairé », dans lequel le patient reconnaît avoir reçu toute l'information souhaitée. Ce type de texte n'a aucune valeur, car il ne contient pas de précision quant à la nature des complications et risques effectivement encourus. La remise d'un document

– détaillant l'intervention et ses conséquences – complètera utilement les explications orales : le patient aura la possibilité de le relire chez lui [15].

En mai 2012, la HAS a publié des recommandations de bonnes pratiques : l'information est toujours orale, il est inutile de rechercher la signature du patient sur un quelconque document. En ce qui concerne l'existence de la preuve, la HAS insiste sur le caractère fondamental du dossier du patient : les mentions portées au dossier *« suffisent à servir de moyen de preuve en cas de litige, il n'y a pas lieu de demander à la personne une confirmation signée de la délivrance de l'information ».*

B) Des revirements de jurisprudence

Dans le domaine de la jurisprudence, la Cour de cassation a opéré, en 2010, un revirement (Civ.1, 3 juin 2010, N° 09-66752) [50, 53].

B.1) Le code civil pour base

Elle a jugé le non-respect du devoir d'information, en s'appuyant sur les articles 16, 16-3 alinéa 2, et 1382 du code civil. Les articles 16 et 16-3 alinéa 2 affirment :

– le principe du respect de la dignité de la personne

– l'exigence du consentement à toute atteinte à l'intégrité du corps humain.

Quant à l'article 1382, il précise : *« Tout fait quelconque de l'homme, qui cause à autrui un dommage, oblige celui par la faute duquel il est arrivé à le réparer ».*

La Cour de cassation énonce : *« Le non-respect du devoir d'information qui en découle cause à celui auquel l'information était légalement due, un préjudice qu'en vertu du dernier texte, le juge ne peut laisser sans réparation ».*

B.2) La responsabilité devient délictuelle

Cet arrêt reconnaît l'indemnisation du préjudice moral résultant d'un défaut d'information, alors que le soin était indispensable (et que la connaissance du risque n'aurait pas eu d'incidence sur le consentement du patient). Il constitue un revirement : la responsabilité médicale dépasse la sphère contractuelle, elle devient délictuelle.

En réaffirmant le lien entre le devoir d'information et le respect de la dignité de la personne, la Cour de cassation consacre un nouveau droit subjectif, le droit du patient à l'information. Son non-respect devient – à lui seul – source d'un préjudice réparable, distinct du préjudice corporel [43, 46].

III) LE POINT FIN AOUT 2013 : RISQUE, FAUTE ET RESPONSABILITÉS

Il convient maintenant d'explorer, en pratique, le dommage qui peut être causé à un patient et les possibilités de mise en cause de la responsabilité médicale [11, 51].

A) <u>Le risque et la faute</u>

Le dommage auquel peut être exposé un patient a une double origine : un risque ou une faute.

A.1) Le risque

Comme le précise Magne [34], l'étymologie du mot « risque » est extrêmement controversée. Le « risque » ne peut se penser que par référence à quatre autres concepts qui lui donnent ses connotations fondamentales : danger, opportunité, aléa, incertitude. Le « risque » renvoie aussi bien à l'incertain qu'à un événement néfaste. Il peut être défini comme un événement redouté qui réduit l'espérance de gain et / ou d'efficacité lors d'une action. Un médecin qui souhaiterait ne pas prendre de risque pourrait être amené à ne pas soigner, d'où un accroissement du risque pour le malade.

Le législateur définit le risque médical comme « toute aggravation anormale de l'état de santé antérieure d'un patient qui survient au cours ou à la suite d'investigations, d'interventions ou de traitements médicaux, indépendamment de l'évolution de l'affection en cause et résultant soit d'une faute médicale ou dans l'organisation du service de soins, soit de conséquences inexplicables ou inconnues (aléa) » [51].

A.2) La faute

Définir la faute est complexe : il n'existe pas de consensus entre les univers médical et judiciaire. Des experts (chirurgiens) reconnus ont été interrogés par Sassoon. À la question « qu'est-ce qu'une faute ? », ils ont répondu, par ordre de fréquence décroissante :

– une mauvaise indication chirurgicale (non consensuelle, risquée)

– une mauvaise technique (matériel mal adapté, lésion iatrogène, maladresse)

– une négligence (défaut de diagnostic, erreur de côté, défaut de suivi postopératoire)

– un manque d'humanisme (absence injustifiée, complications non assumées, manque d'information).

La faute se définit – par rapport au risque – comme :

– l'absence ou l'insuffisance de gestion du risque

– le défaut d'activation du principe de prévention

– le fait de ne pas prendre toutes les précautions pour éviter l'erreur

– l'absence de mise en œuvre des principes de précaution et de protection quand le risque survient [51].

B) Les mises en cause de la responsabilité médicale

Le médecin est un citoyen qui exerce au sein d'une profession organisée. En tant que citoyen, il répond de ses actes devant la société ; en tant que praticien, devant ses pairs et ses patients. La responsabilité du praticien peut être mise en cause devant quatre juridictions : civile, pénale, administrative et disciplinaire.

B.1) La responsabilité civile

La responsabilité civile concerne les actions commises dans le cadre d'un exercice médical libéral. Elle est régie par le principe de la faute et de l'obligation de moyens. La notion de faute n'est pas précisément définie par le code civil. Elle peut provenir du praticien, de son équipe ou du matériel utilisé.

Les fautes inhérentes au praticien sont celles contre l'humanisme et celles où la technique médicale est fautive. Les manquements à l'humanisme concernent le devoir d'assistance, le respect du secret médical et le devoir d'information. Les fautes de technique médicale relèvent de l'inexécution de l'obligation de soins, sachant que ceux-ci doivent être « conformes aux données acquises de la science ».

« La responsabilité d'autrui » est celle où le médecin est responsable des actes commis par le personnel placé sous son autorité. Le personnel agit sous son contrôle direct, et non plus sous celui de l'établissement qui les emploie.

Quant à la responsabilité « du fait des choses », elle engage le praticien lorsqu'un matériel ou un produit est défectueux (par défaut d'entretien, ou de surveillance, ou d'utilisation). Le médecin est tenu à *« une obligation de sécurité de résultat, en ce qui concerne les matériels qu'il utilise pour l'exécution d'un acte médical d'investigation ou de soins »*. Mais c'est au patient de prouver que ces matériels sont effectivement à l'origine de son dommage (Civ. 1ère, 9 novembre 1999, Bull. N° 300) [51].

B.2) La responsabilité pénale

La responsabilité pénale peut être mise en cause indépendamment du mode d'exercice (libéral ou hospitalier public). Il suffit que la faute concerne une infraction réprimée par le code pénal, qu'elle soit intentionnelle ou non.

Ainsi, sont des fautes intentionnelles [11, 51] : la mise en danger de la vie d'autrui, la violation du secret professionnel, la rédaction de faux certificats, l'AMP en dehors des dispositions légales, les infractions aux règles qui régissent l'expérimentation sur la personne humaine...

Les fautes non-intentionnelles ne sont pas définies par le code pénal, mais elles visent cinq types de conduite [51] :

– la maladresse, l'inattention

– l'imprudence : absence auprès du malade, examens sans nécessité et / ou dangereux, retard dans un traitement urgent, mauvaise évaluation du risque, gestion défectueuse des complications, lacune dans la surveillance post-opératoire...

– la négligence : malade qui n'est pas à jeun (pour une anesthésie), refus de se déplacer, absence de transfert en centre spécialisé, prescriptions non détaillées, confusion dans les doses ou la nature des médicaments...

– l'erreur de diagnostic : condamnable seulement dans le cas de persistance fautive et d'incompétence notoire

– le manquement à une obligation de prudence ou de sécurité (intervention inutile, omission de porter secours...).

Au pénal, les sanctions encourues sont des amendes et des peines d'emprisonnement (ferme ou avec sursis).

B.3) La responsabilité administrative

La responsabilité administrative se rapporte à une activité médicale hospitalière dans le cadre d'un exercice salarié. Le médecin devient « agent de l'administration », le patient est « usager du service public ». L'administration est mise en cause du fait de son préposé [51].

B.4) La responsabilité disciplinaire

En France, pour exercer, tout médecin doit être inscrit au tableau de l'Ordre et respecter le code de déontologie. Toute entorse à ces dispositions peut donner lieu à des poursuites devant la juridiction ordinale.

Sont considérées comme fautes disciplinaires, les manquements (à l'esprit et à la lettre) du code de déontologie, à la probité, au dévouement et à l'humanisme.

La sanction peut être un avertissement, un blâme, une interdiction temporaire d'exercer ou une radiation. En matière civile, l'Ordre n'est pas tenu de suivre les décisions du juge, s'il estime qu'il n'y a pas faute professionnelle. En matière pénale, l'Ordre doit se conformer à la décision de la juridiction [51].

C) <u>Pour diminuer la judiciarisation</u>

Outre le respect du code de déontologie, observer quelques règles simples pourrait sans doute éviter beaucoup de procédures :

– vigilance des praticiens (et de leurs collaborateurs) devant l'insatisfaction, exprimée par le patient ou son entourage

– formation des équipes sur le discours à tenir aux patients

– mise en place de procédures strictes de recueil et de diffusion de l'information [51].

L'encadrement médico-légal de l'ICSI

L'encadrement médico-légal de l'ICSI est un domaine en perpétuelle mutation. Comme pour tout acte médical, il s'appuie sur le code civil, le code pénal, le code de déontologie médicale et le code de santé publique. En tant que technique d'AMP, l'ICSI est soumise aux recommandations de bonnes pratiques de l'AMP [5], à des articles spécifiques du CSP et aux lois de bioéthique. Nous aborderons – de manière succincte – l'évolution des lois sur l'AMP, avant de traiter plus spécifiquement du cadre médico-légal de l'ICSI, en France.

I) HISTORIQUE SUCCINCT DES LOIS SUR L'AMP

Renard-Visseaux [49] distingue deux phases : avant 2004, et la loi de bioéthique de 2004.

A) Avant 2004

Dès 1789, la déclaration des droits de l'homme et du citoyen affirme que *« tous les Hommes naissent et demeurent libres et égaux en droits »*.

A.1) De 1946 à 1994

En 1948, la déclaration universelle des droits de l'homme stipule que *« Tout individu a droit à la vie, à la liberté et à la sécurité de sa personne »* (art. 3). La dignité de l'être humain est fondée sur sa nature, son humanité et son appartenance à l'espèce humaine. D'où son caractère inviolable.

Le 23 février 1983, François Mitterrand crée le Comité Consultatif National d'Ethique pour les sciences de la vie et de la santé (CCNE). Il a pour mission de donner des avis sur les problèmes éthiques soulevés par les progrès de la connaissance (en biologie, en médecine, et sur le plan de la santé) et de publier des recommandations.

A.2) De 1994 à 2004

En France, les premières lois de bioéthique sont adoptées en 1994. La loi N°. 94-653 – du 29 juillet 1994 – pose des principes généraux concernant le respect du corps humain, l'étude des caractéristiques génétiques des personnes, la protection de l'espèce humaine et de l'embryon humain [49].

Le 4 avril 1997, le Conseil de l'Europe adopte la Convention d'Oviedo. Elle précise les contours de la dignité : l'intégrité, l'identité et la non-patrimonialité de l'être humain (art. 1). Elle interdit la création d'embryons pour la recherche.

Les lois de bioéthique ont été révisées en 2004 et 2011.

B) La loi du 6 août 2004

La loi n° 2004-800 du 6 août 2004 – relative à la bioéthique – met en place un certain nombre de modifications majeures : création de l'agence de la biomédecine, redéfinition de l'AMP, encadrement des recherches.

B.1) Création de l'agence de la biomédecine

L'un des apports essentiels de la révision de 2004 est la création de l'agence de la biomédecine (ABM). Sa mission est d'évaluer les compétences dans les domaines de la reproduction, de l'embryologie et de la génétique humaine.

C'est l'ABM qui agrée les praticiens réalisant des activités d'AMP. Tout établissement ou laboratoire, autorisé à pratiquer des activités d'AMP, est tenu de présenter à l'agence régionale de l'hospitalisation et à l'ABM un rapport annuel d'activité.

Autre mission de l'ABM, elle autorise les recherches sur l'embryon et les cellules embryonnaires, dans un cadre rigoureux.

L'ABM a la responsabilité de faire appliquer la loi de bioéthique. Sa position est celle de l'expertise et du savoir-faire. Elle rend compte de son activité, et de l'application de la loi, au Parlement et au Gouvernement [3].

B.2) Redéfinition de l'AMP

L'AMP est redéfinie comme l'ensemble des pratiques cliniques et biologiques permettant la conception in vitro, le transfert d'embryons et l'insémination artificielle, ainsi que toute technique d'effet équivalent permettant la procréation en dehors du processus naturel. La stimulation ovarienne est soumise à des recommandations de bonnes pratiques.

L'AMP permet d'éviter la transmission à l'enfant ou à un membre du couple d'une maladie d'une particulière gravité. La démarche s'arrête en cas de :

– décès d'un des membres du couple

– requête de divorce, de séparation de corps, de cessation de la communauté de vie

– révocation, par écrit, du consentement par l'homme ou la femme auprès du médecin chargé de mettre en œuvre l'AMP.

Chaque année, les membres du couple sont consultés – par écrit – pour savoir s'ils maintiennent leur projet parental. Après un délai de réflexion de trois mois, ils confirment – par écrit – leur choix. Le couple doit être informé sur les possibilités de devenir des embryons qui ne feraient plus l'objet d'un projet parental. Il peut consentir à ce que ces embryons fassent l'objet d'une recherche [49].

B.3) Encadrement des recherches

La loi du 6 août 2004 conforte les principes régissant le don et l'utilisation d'éléments et de produits du corps humain, posés en 1994. Elle consacre l'interdiction de toute conception d'embryon à des fins de recherche. Les recherches, très encadrées, sont permises sur les seuls embryons surnuméraires sans projet parental.

Cette autorisation peut être suspendue à tout moment. Les embryons sur lesquels une recherche a été conduite ne peuvent être transférés à des fins de gestation.

Enfin, cette loi comporte une clause de révision générale à cinq ans [49].

II) L'ENCADREMENT LÉGISLATIF ACTUEL DE L'ICSI

À l'heure actuelle, en tant qu'acte médical, l'ICSI est soumise au code civil et au droit de l'information des patients, ce qui suppose d'obtenir leur consentement éclairé. Comme toutes les techniques d'AMP, elle est encadrée par l'article L2141-1 et suivants du CSP, du 7 juillet 2011. Par ailleurs, la loi 2004-800 du 6 août 2004 a mis en place un dispositif d'AMP vigilance, confié à l'ABM.

A) **Le code civil**

Trois articles du code civil sont fondamentaux [51] :

– art. 1382 : « *Tout fait quelconque de l'homme, qui cause à autrui un dommage, oblige celui par la faute duquel il est arrivé à le réparer* ».

– art. 1383 : « *Chacun est responsable du dommage qu'il a causé, non seulement par son fait, mais encore par sa négligence ou par son imprudence ».*

– art. 1384 : *« On est responsable non seulement du dommage que l'on cause par son propre fait, mais encore de celui qui est causé par le fait des personnes dont on doit répondre, ou des choses que l'on a sous sa garde ».*

B) AMP et consentement éclairé

Dans certaines institutions, le recueil du consentement prend encore la forme d'une certaine banalisation voire d'une automaticité administrative [43].

B.1) Construction d'une co-décision

A contrario, de plus en plus de services organisent des temps d'information spécifique : ils mettent en présence médecin, patients et psychologue. Il s'agit d'un accompagnement pédagogique, avec remise de brochures. Le recueil du consentement ne vient qu'après réponse aux questions et demandes d'information complémentaire. Cette seconde approche instaure un partenariat éclairé dans la relation soignant-soigné, sa finalité étant la construction d'une démarche de co-décision [43]

B.2) Partage également des doutes et incertitudes

En matière d'AMP, le consentement a une vertu protectrice des droits et des choix du couple, tout comme de l'enfant à venir. Néanmoins, aveuglés par leur désir d'engendrer, certains couples ont du mal à peser les risques.

Dans une pratique de soins, l'information du patient doit répondre à plusieurs objectifs :

– l'éclairer sur les données actuelles de la science et de la médecine, en insistant aussi bien sur les données validées, que sur les doutes et les incertitudes

– lui préciser bénéfices et risques, de manière à ce qu'il soit en mesure d'accepter ou de refuser la démarche proposée

– lui fournir les éléments qui lui permettront de choisir entre les alternatives, validées et compatibles avec sa situation.

L'information médicale délivrée au couple prend donc un aspect nouveau : celui du partage des données validées, mais aussi des doutes et des incertitudes [43].

C) La loi du 7 juillet 2011

Sur un plan juridique, la loi n° 2011-814 du 7 juillet 2011 est l'aboutissement de la clause de révision inscrite dans la loi de 2004. En outre, il était nécessaire d'évaluer les résultats des recherches et d'examiner les demandes sociales, telles que : la gestation pour autrui, la levée de l'anonymat des donneurs de gamètes, l'élargissement de l'accès à l'AMP (couples homosexuels, célibataire, relèvement de l'âge), l'insémination et le transfert d'embryons post-mortem. Fruit d'intenses réflexions et objet de débats houleux, la loi du 7 juillet 2011 apporte un certain nombre de modifications [10, 14, 38, 49].

C.1) Les bénéficiaires de l'AMP

Selon l'article L2141-2 du CSP, les conditions pour bénéficier de l'AMP sont : un couple hétérosexuel, en âge de procréer, en communauté de vie, et consentant préalablement à l'insémination ou au transfert d'embryons.

L'AMP est interdite si l'un des membres du couple décède ; en cas de dépôt d'une requête de divorce ou de révocation (écrite) du consentement d'un des membres du couple auprès du médecin chargé de mettre en œuvre l'AMP [10, 14].

Cette loi supprime toute mention de mode d'union ou de condition minimale de vie commune. Les demandeurs pourront donc être époux, concubins ou pacsés. L'âge de procréer n'est pas légalement défini. Cependant, une décision du 11 mars 2005 de l'Union Nationale des Caisses Nationales d'Assurance Maladie interrompt la prise en charge des FIV au 43e anniversaire ou après la quatrième tentative [10].

C.2) Gamètes et embryons

Au niveau du don des gamètes : l'anonymat du don de gamètes demeure, même si l'enfant et le donneur sont demandeurs de l'identité ; le donneur, s'il est majeur, peut ne pas avoir procréé, mais l'insémination post-mortem n'est toujours pas autorisée. La congélation ultra-rapide des ovocytes est autorisée.

Et sur le plan embryonnaire, la gestation pour autrui reste interdite (art. 16-7 du code civil), tout comme le transfert d'embryons post-mortem [38].

Tant que le couple dispose encore d'embryons congelés, aucune tentative de FIV n'est possible : *« Un couple dont des embryons ont été conservés ne peut bénéficier d'une nouvelle tentative de fécondation in vitro avant le transfert de ceux-ci, sauf si un problème de qualité affecte ces embryons »* (art. L2141-3 du CSP).

Le 16 juillet 2013, le Parlement français a adopté une proposition de loi, qui modifie la loi du 7 juillet 2011, relative à la bioéthique : elle autorise – sous certaines conditions – la recherche sur l'embryon et les cellules souches embryonnaires. Cette loi a été promulguée au Journal Officiel N° 182, du 7 août 2013.

C.3) Des modifications dans les agréments

L'agrément – par l'ABM – des gynécologues et des biologistes est abrogé. Toutefois, les établissements de santé doivent prouver la compétence des professionnels pratiquant l'AMP, sans que les critères en soient précisés. Les sages-femmes sont autorisées à concourir aux activités d'AMP.

D) L'AMP vigilance

Un autre dispositif encadrant l'AMP a été mis en place par la loi 2004-800 du 6 août 2004, relative à la bioéthique : l'AMP vigilance. Sa mise en œuvre a été confiée à l'ABM.

D.1) Les quatre volets de l'AMP vigilance

L'AMP vigilance comporte quatre volets [4] :

– Le signalement, le recueil et la conservation de tout incident et de tout effet indésirable susceptibles d'être liés aux activités (recueil, prélèvement, conservation, etc.) concernant les gamètes, les tissus germinaux et les embryons

– Le recueil des informations et la surveillance des donneurs et des personnes qui ont recours à l'AMP et qui sont, soit exposés aux conséquences de l'incident ou de l'effet indésirable ; soit susceptibles de l'avoir été

– L'analyse et l'exploitation de ces informations, pour éviter la survenue de tout nouvel incident ou effet indésirable

– La réalisation d'études concernant les incidents et les effets indésirables liés à ces activités.

D.2) Effets indésirables et incidents

Les définitions adoptées par l'ABM sont les suivantes [4, 5] :

– Effet indésirable : réaction nocive et inattendue, survenant chez un patient ou un donneur de gamète, liée ou susceptible d'être liée aux activités de l'AMP

– Incident : incident lié aux activités de l'AMP, dû à un accident ou à une erreur, susceptible d'entraîner un effet indésirable chez le patient ou le donneur de gamète.

À titre d'illustration, sont considérés comme incidents : la perte partielle ou totale des embryons à cause d'un matériel défectueux, une erreur d'étiquetage des tubes de liquide folliculaire.

Quant aux accidents, il s'agit – par exemple – d'une hyperstimulation ovarienne sévère, d'un hémopéritoine ou d'une thrombose. Incidents et effets indésirables sont classés en fonction de leur gravité (« légers, peu graves ou graves »).

Tel est l'encadrement juridique – strict – de l'ICSI, et plus largement de l'AMP. Il ne met pas à l'abri de risques médico-légaux, que nous allons maintenant exposer.

Le risque médico-légal de l'ICSI

Ce chapitre propose une définition générale du risque médico-légal, développe les multiples risques inhérents à l'ICSI, fournit les plus récentes statistiques de l'ABM, avant d'aborder la prévention des risques médico-légaux de l'AMP.

I) DEFINITION DU RISQUE MÉDICO-LÉGAL

Pour aussi étonnant que cela puisse paraître, nous n'avons relevé aucune définition générale du risque médico-légal : ni dans les ouvrages consultés, ni dans les bases de données médicales, ni sur Internet. Comme si la définition allait de soi, alors qu'à elle seule, celle du mot « risque » est tout sauf consensuelle.

Nous proposons donc la définition suivante du risque médico-légal : risque judiciaire auquel tout médecin (et / ou collaborateur médical et para-médical) peut être exposé dans le cadre – ou à la suite – de sa pratique professionnelle.

II) LES RISQUES DE L'ICSI

Depuis 1988, l'AMP est encadrée réglementairement. Néanmoins, l'ensemble des actes (cliniques et biologiques) n'est pas épargnée par une éventuelle mise en cause. Les complications grèvent environ 3 % des tentatives d'AMP [24].

La pratique de l'ICSI fait courir trois sortes de risques :

– non spécifiques, communs aux autres techniques d'AMP (et notamment la FIV)

– génétiques, dépendant des patients pris en charge

– spécifiques, directement liés à l'étape-clé de la technique ou au contexte viral.

A) Les risques médico-légaux non spécifiques

Les risques non spécifiques atteignent la femme ou l'enfant à naître.

A.1) Les risques médico-légaux féminins

Les complications féminines sont liées à la stimulation et / ou à la ponction ovarienne, ou à la grossesse.

A.1.1) Risques de la stimulation et / ou de la ponction ovarienne

On peut répertorier quatre risques principaux de la stimulation et / ou de la ponction ovarienne.

A.1.1.1. L'hyperstimulation ovarienne

L'usage des différents produits hormonaux requis pour provoquer la maturation simultanée de plusieurs follicules peut entraîner un syndrome d'hyperstimulation ovarienne. Dans quelque 6 % des cas, le tableau clinique est sévère [27, 30] : abdomen distendu, douloureux, avec gêne respiratoire. L'hospitalisation peut s'avérer nécessaire. Ce syndrome témoigne d'un épanchement liquidien intrapéritonéal. Il s'associe à une hypovolémie, susceptible d'entraîner un risque thrombotique mettant en jeu le pronostic vital. Une récente publication de Hanevik et al. [28] montre que le risque de syndrome d'hyperstimulation ovarienne est plus élevé chez les porteuses d'un génotype avec facteur endothélial de croissance + 405 cc.

A.1.1.2. Les néoplasies

Un risque carcinologique, lié à la stimulation hormonale, avait été évoqué. Notamment pour le cancer de l'ovaire. De nombreuses séries internationales de suivi réfutent cette hypothèse [27].

Concernant le cancer du sein, la stimulation ne semble pas être un risque en elle-même. En revanche, elle pourrait accélérer l'évolution d'une lésion cancéreuse sous-jacente préexistante.

A.1.1.3. Les anticorps anti-ovaires

La littérature a rapporté la survenue d'anticorps anti-ovaires lors d'AMP. Selon la HAS [30], ils surviendraient probablement en cas de ponctions ovariennes répétées, indépendamment de la stimulation hormonale.

A.1.1.4. Les complications de la ponction

Les complications inhérentes à la ponction ovocytaire sont exceptionnelles : hémorragie par blessure vasculaire, complications infectieuses (pelvipéritonite, abcès de l'ovaire) [27].

Dans son rapport 2012 [4], l'ABM rapporte un arrêt cardiaque immédiatement après injection d'un anesthésique local (ropivacaïne), lors d'une ponction ovocytaire. Après réanimation, l'évolution a été favorable. Le mécanisme suggéré de cet effet indésirable grave est une injection intravasculaire directe de ropivacaïne lors d'un bloc paracervical réalisé pour prévenir la douleur de la ponction. Consultée par l'ABM, la Société Française d'Anesthésie et de Réanimation [4] a émis plusieurs recommandations. Parmi celles-ci :

– la préconisation de la lidocaïne, chaque fois que faire se peut

– une attention particulière à la mise en place du chariot d'urgence, et à la procédure d'alerte des anesthésistes-réanimateurs

– une formation régulière des gynécologues, des personnels médicaux et non médicaux aux signes débutants de toxicité des anesthésiques et aux gestes urgents de réanimation.

A.1.2) Les complications maternelles

Nous classerons les complications maternelles en trois catégories : survenue pendant la grossesse, risque thrombo-embolique, grossesses multiples.

A.1.2.1. Les complications durant la grossesse

Le rapport de la HAS [30] mentionnait l'étude de Bonduelle et al. (2005) : selon elle, le taux de complications maternelles durant la grossesse, après ICSI et FIV, était significativement supérieur au groupe témoin.

A.1.2.1.a) Fréquence des complications obstétricales

D'une manière générale, la littérature est partagée sur la survenue, plus fréquente, de complications obstétricales en cas d'AMP. Marchand et coll. [35] ont conduit une étude sur six ans (entre le 1er janvier 2003 et le 31 décembre 2008), à l'hôpital Jean Verdier (Bondy). Elle compare le taux de complications dans les grossesses spontanées et dans celles survenues grâce à l'AMP. Il n'est pas retrouvé de différence significative entre les deux populations, qu'il s'agisse d'HTA, de pré-éclampsie, de mort fœtale in utero, ou d'interruption médicalisée de grossesse.

A.1.2.1.b) Les anomalies du placenta

Toujours dans le cadre de la comparaison grossesses par AMP / gestations spontanées, Joy et al. [33] se sont intéressés aux anomalies du placenta. Les deux seules différences significatives sont – dans le groupe AMP – une épaisseur moyenne augmentée et une plus grande fréquence des hématomes placentaires. Autrement, il n'existe pas d'écart significatif dans la survenue de lésions placentaires, microscopique ou macroscopique.

A.1.2.1.c) Le syndrome de Turner

L'AMP vigilance [4] a signalé deux décès par dissection aortique de jeunes femmes, atteintes d'un syndrome de Turner, et enceintes après un don d'ovocytes. Et le rapport

2010 mentionnait un autre décès, consécutif à un état de mal épileptique avec coma, à cinq mois de grossesse (bilan cardio-vasculaire initial normal, aucun antécédent neurologique connu).

A.1.2.2. Le risque thrombo-embolique

Dans le cadre des procédures d'AMP, des complications thromboemboliques ont été rapportées [16, 17]. Selon une importante étude rétrospective danoise (75.141 FIV ou ICSI), l'AMP n'augmente pas le risque de thrombose [29].

Toutefois, même rares, ces thromboses existent. Potentiellement invalidantes, elles sont fréquemment associées à un syndrome d'hyperstimulation ovarienne sévère.

Veineuses (environ deux tiers des cas) ou artérielles, les thromboses surviennent à des moments variables des procédures d'AMP. Les thromboses veineuses sont caractérisées notamment par leurs localisations inhabituelles : jugulaire, sous-clavière, cérébrale… Quant aux thromboses artérielles, il s'agit par ordre décroissant d'accidents vasculaires cérébraux, d'infarctus du myocarde, de thromboses artérielles des membres.

A.1.2.3. Les grossesses multiples

La principale complication de l'AMP est la survenue de grossesses multiples, provoquées par le transfert de plusieurs embryons.

A.1.2.3.a) Fréquence des grossesses multiples

Leur risque augmente avec le nombre d'embryons transférés par l'équipe : avec un seul, la probabilité d'obtenir un singleton est de 97,7 % ; elle passe respectivement à 64 %, 57,7 % et 55,4 % avec deux, trois ou quatre embryons transférés (chez une femme de moins de 35 ans). D'après la HAS, citant l'ESHRE, le taux de grossesses multiples en FIV (avec ou sans ICSI) – entre 1999 et 2001 – est stable : de 26,3 % à 25,5 %.

Le taux d'accouchements multiples n'est pas significativement différent entre FIV et ICSI. En revanche, le pourcentage de jumeaux est significativement plus faible en ICSI qu'en FIV, et le pourcentage de singletons significativement plus élevé avec l'ICSI.

A.1.2.3.b) Les conséquences des grossesses multiples

Quel que soit le mode de conception, les grossesses multiples comportent une fréquence plus grande de prématurité et d'hypotrophie. De plus, leur coût est plus élevé que celui de naissances uniques (Registre du Centers for disease control and prevention) [30].

Les conséquences peuvent aussi être psychologiques. Beauquier-Maccotta rappelle que, comme pour chaque naissance gémellaire, « on peut se préoccuper de l'adaptation des parents à cette situation. On sait par exemple que si le taux de dépression maternelle postnatale est estimé à 15 à 20 % en population générale, il est de 40 à 50 % dans les grossesses gémellaires et de près de 90 % dans les grossesses avec des triplets » [9].

A.2) Les risques fœtaux et pédiatriques

D'après un article de synthèse [13], existe – après AMP – une fréquence accrue de prématurité, d'hypotrophie, de mortalité néonatale, de malformations congénitales et de pathologies. Les singletons, conçus par AMP, ont également un risque surajouté de complications périnatales : prématurité, hypotrophie, morbi–mortalité. Pour l'instant, il est impossible de déterminer si ces problèmes sont dus aux techniques d'AMP ou à l'infertilité des couples. Leur incidence reste relativement modérée.

A.2.1) Pertes fœtales

Selon la HAS, les taux de pertes fœtales et de fausses couches spontanées après ICSI et FIV sont statistiquement comparables. Ils seraient corrélés à l'âge des parents (surtout après 40 ans) [30].

A.2.2) Prématurité

Le risque spécifique de prématurité a été étudié dans une population de singletons issus de FIV, d'ICSI et de grossesses naturelles. En cas de grossesse unique, il est plus élevé lorsqu'il y a FIV ou ICSI, que si la gestation est physiologique.

En cas de grossesses multiples, l'incidence de la prématurité n'est pas significativement différente, que les enfants soient issus de FIV (51,6 %), d'ICSI (de 56,6 à 61,4 %) ou d'une conception naturelle. Le risque de prématurité des singletons semble plus élevé en FIV qu'en ICSI [30].

A.2.3) Hypotrophie

Le risque d'hypotrophie, indépendamment des grossesses multiples, a été évalué chez des singletons : l'ICSI est associée à une probabilité supérieure d'hypotrophie, qu'il y ait – ou non – prématurité.

La FIV est significativement associée à un risque supérieur d'hypotrophie, en cas de prématurité.

Des études sont nécessaires pour déterminer s'il existe une différence de risque d'hypotrophie entre les singletons issus de FIV et d'ICSI [30].

A.2.4) Malformations organiques congénitales

Selon la HAS [30], le taux de malformations congénitales majeures, chez les enfants conçus par FIV ou ICSI, est significativement supérieur à celui des grossesses naturelles : 5,9 % vs. 3,6 % (on parle de malformations majeures quand leur prise en charge a un retentissement fonctionnel, ou que la malformation est cause de décès). Il n'y a pas de différence entre les enfants issus de FIV ou d'ICSI.

A.2.4.1. Une littérature contradictoire

Une méta-analyse de Wen et al. a repris 925 études sur le risque malformatif après AMP [55]. Ses conclusions rejoignent celles de la HAS : il est significativement augmenté, sans différence notable entre les enfants conçus par FIV classique ou par ICSI. Bouillon [13] insiste sur le caractère contradictoire des données de la littérature avec de nombreuses limites méthodologiques : cohortes faibles, nombre élevé de perdus de vue, définition divergente des malformations congénitales...

A.2.4.2. La répartition des malformations

Le travail de Viot et al. porte sur « l'incidence des malformations congénitales au sein d'une cohorte de 15.162 enfants conçus par AMP ». Cette étude prospective, de 2003 à 2007, a été réalisée avec la participation de 33 centres français d'AMP [54]. Elle retrouve 4,24 % de malformations majeures et 11,32 % de malformations mineures : les majeures atteignent préférentiellement les appareils musculo-squelettique, cardiaque et uro-génital. Les malformations mineures (11,32 %) sont équivalentes après FIV ou ICSI ; on note une incidence inattendue des hémangiomes (20 % des malformations mineures). Pour sa part, une étude allemande [56] insiste sur le risque significatif de malformations ano-rectales, que ce soit après FIV ou ICSI.

A.2.4.3. Taux comparé FIV, ICSI, grossesse spontanée

Une publication australienne [21] a confronté le taux de malformations après FIV, ICSI et grossesse spontanée. Sur les 308.974 naissances, 6.163 étaient dues à l'AMP. Les auteurs confirment l'augmentation du risque de malformations congénitales consécutivement à l'AMP. Après pondération statistique :

– l'association entre FIV et risque de malformation congénitale n'est pas significative

– alors que le risque accru de malformation congénitale (quelle qu'elle soit), associée à l'ICSI, reste significatif.

Des études de forte puissance seront nécessaires pour définir – pour chaque appareil – les risques de malformations majeures, potentiellement spécifiques à l'ICSI.

A.2.5) Le développement des enfants

Les résultats de la littérature – en termes de développement staturo-pondéral et psychomoteur – concluent globalement qu'il n'existe pas de disparité notable entre les enfants issus de l'AMP et ceux conçus naturellement : sont concernés le développement cognitif, le QI à cinq ans, les stades pubertaires des singletons [13].

Par contre, selon un travail à confirmer – dans les cinq premières années – les enfants issus de FIV et d'ICSI présentent une morbidité plus importante. Ils nécessitent plus d'interventions chirurgicales que ceux conçus naturellement [30].

Une étude européenne multicentrique a comparé le début d'adolescence des enfants de l'AMP et ceux conçus spontanément : il n'y a pas de différence perceptible [9]. Enfin, aucune publication n'a évalué la fertilité des enfants conçus par ICSI, puisqu'en 2013, les plus âgés d'entre eux ont 19 à 20 ans.

A.2.6) Le risque oncologique

Après AMP, certains auteurs ont rapporté une fréquence plus élevée de rétinoblastomes : 11 % des cancers diagnostiqués pendant la première année. Un travail de l'Institut Curie (Paris), sur des enfants atteints de rétinoblastome, ne retrouve pas de corrélation avec l'AMP, mais avec un délai de conception dépassant 24 mois. Enfin, une récente étude suédoise – sur 26.692 enfants – met en évidence un risque de cancer modérément plus élevé chez ceux issus d'AMP [13].

A.2.7) Les anomalies épigénétiques

Un risque de syndromes causés par des anomalies épigénétiques pourrait être associé à la FIV ou à l'ICSI : ce sont des pathologies rares, liées à des modifications d'une famille de gènes particuliers – les gènes soumis à empreinte parentale – impliqués dans le développement embryonnaire et fœtal. Des exemples de ces anomalies sont les syndromes de Beckwith-Wiedemann, Angelman, et Silver-Russel [13, 30].

B) Les anomalies chromosomiques

Comme le souligne la HAS, l'une des interrogations persistantes sur l'utilisation de l'ICSI est le risque accru – par rapport à la FIV – d'anomalies chromosomiques chez le fœtus. Elles ne sont pas nécessairement provoquées par l'ICSI, mais généralement inhérentes aux patients pris en charge. Ces anomalies chromosomiques peuvent être à l'origine d'avortements, de fausses couches spontanées, d'enfants mort-nés ou porteurs de malformations congénitales. Les anomalies concernent le nombre des chromosomes ou leur structure [30].

B.1) Chez les enfants conçus par ICSI

L'AMP n'amplifie pas la probabilité d'anomalies chromosomiques dans la descendance. Quant à l'ICSI, elle augmente le nombre d'anomalies du chromosome sexuel, dans le groupe où existe un facteur d'infertilité mâle [36].

B.2) Chez les candidats à l'ICSI

Selon la HAS, la prévalence globale des anomalies chromosomiques chez les couples candidats à l'ICSI a été estimée à 5,0 %. La prévalence masculine (5,5 %) n'est pas significativement différente de la prévalence féminine (4,2 %). Les couples pris en charge par ICSI présentent une fréquence plus grande d'anomalies chromosomiques, comparativement à celle de donneurs de sperme. La réalisation de l'ICSI peut autoriser la transmission à la descendance d'anomalies chromosomiques. Cette transmission peut être contrôlée par le diagnostic prénatal ou préimplantatoire, ou encore par le don de gamètes [30].

B.3) Apparition et transmission d'un facteur génétique de l'infertilité masculine

La HAS s'est penchée sur trois possibilités d'apparition et de transmission d'un facteur génétique de l'infertilité masculine [30].

B.3.1) La mutation du gène codant le CFTR

Primo, la mutation du gène codant le CFTR (responsable de la mucoviscidose). L'apparition de cette mutation, de novo, chez les descendants de couples ayant recours à l'ICSI n'a pas été clairement démontrée.

La transmission – de père en fils – d'une mutation hétérozygote codant le CFTR est statistiquement de 50 %. Les parents porteurs de la mutation pourront être pris en charge en consultation de génétique.

B.3.2) L'aneuploidie gonosomique du syndrome de Klinefelter

Secundo, l'aneuploidie gonosomique du syndrome de Klinefelter 47,XXY. Sa transmission à la descendance masculine des patients ayant recours à l'ICSI a été rapportée dans deux études de niveau intermédiaire. Ce risque de transmission de l'infertilité masculine chez les porteurs d'aneuploïdie gonosomique reste à évaluer.

B.3.3) Les microdélétions du chromosome Y

Troisième thème abordé, les microdélétions du chromosome Y. Leur apparition de novo reste controversée. Quant à leur transmission à la descendance, elle a été signalée par plusieurs études (de niveau de preuve faible ou intermédiaire) [30] et confirmée par Mac Lachlan et al. [40] pour la délétion AZF-c (forme la plus courante de délétion du bras long du chromosome Y, responsable d'azoospermie).

C) <u>Les risques spécifiques de l'ICSI</u>

L'ICSI a fait l'objet de très peu d'expérimentations animales préalables. Ses risques spécifiques sont – pour la plupart – suspectés : ils sont inhérents à la technique ou liés au contexte viral.

C.1) Les risques liés à la technique

Les risques liés à la technique de l'ICSI sont de quatre types : utilisation du PVP, cause mécanique, origine des gamètes, erreur humaine.

C.1.1) Utilisation du PVP

L'une des étapes de l'ICSI nécessite d'immobiliser les spermatozoïdes. L'un des produits qui le permet est le PVP. Une étude turque lui est favorable [32] : elle rapporte une amélioration du taux de grossesse et de la qualité des embryons. Une publication japonaise [34] avance un avis contraire : le PVP provoque d'importantes altérations des membranes du spermatozoïde, objectivées au microscope électronique ; ces atteintes ont été associées aux anomalies chromosomiques chez les embryons issus d'ICSI. Les auteurs concluent que les chances de fertilisation et de grossesse clinique augmentent lorsque l'ICSI est faite sans PVP (hyaluronate de sodium).

C.1.2) Causes mécaniques

Dans 15 % des cas, le pipetage, lors de la digestion enzymatique de la corona radiata, déplace le premier globule polaire : une telle mauvaise position occasionnerait plus un échec de la fécondation qu'un danger pour l'embryon.

Enfin, aucun risque « mécanique » n'a été signalé au cours de l'immobilisation du spermatozoïde, de son aspiration ou de son injection [30].

C.1.3) Origine des gamètes

Troisième catégorie analysée par la HAS [30], le risque génétique lié aux spermatozoïdes testiculaires : il reste à évaluer. De même, l'ICSI avec des spermatides ne saurait être envisagée sans avis de l'ABM.

C.1.4) Les erreurs humaines

Enfin, la technique peut induire une erreur humaine, telle que la perte ou la destruction accidentelle des gamètes ou embryons, une erreur de nom ou un mélange de gamètes.

C.1.4.1. L'accident de Rome

En mars 2012, un accident grave a été signalé dans un centre d'AMP de Rome : 94 embryons, 130 ovocytes et paillettes de sperme congelé ont été accidentellement perdus. La cause était une panne dans le système de refroidissement d'azote liquide : brutalement, la température est passée de -196 °C à + 20 °C. Des alarmes se sont déclenchées, mais elles n'ont pas donné lieu à une intervention, car elles n'ont pas été entendues. L'AMP vigilance a rappelé l'importance de la formation des directeurs des établissements de santé sur les risques de survenue de ce type d'incident [4].

C.1.4.2. Faute sur le nom ou les gamètes

Même si c'est probablement exceptionnel, une erreur de nom ou un mélange de gamètes peuvent également survenir [35].

Un couple avec infertilité mâle se présente pour un traitement d'ICSI. Dix ovocytes sont prélevés, dont huit sont injectés avec le sperme. Quelques heures après, l'embryologiste informe le clinicien en reproduction assistée d'une erreur : le sperme utilisé pour l'ICSI

n'appartient pas au couple concerné – mais à un autre – traité le même jour à l'hôpital.

Le second cas est celui d'un couple caucasien, M. et Mme A. : ils suivent un traitement

d'ICSI pour infertilité mâle. La femme donne naissance à des jumeaux, à 37 semaines.

Quand les parents voient leurs enfants, ils remarquent que l'un des deux a des cheveux

et un teint beaucoup plus foncés que l'autre. Ils suspectent un mélange dans le sperme

utilisé et en parlent à leur gynécologue. Celui-ci propose un test ADN : Mme A. est la

mère biologique des deux enfants, mais M. A n'est le père biologique que d'un seul. Le

père du jumeau au teint plus sombre est un autre patient, présent avec son épouse, le

même jour à la clinique pour une ICSI.

On imagine sans peine les répercussions de telles erreurs : elles peuvent être profondes

et durables pour les couples et les enfants. Quant à l'établissement concerné, il s'expose

à une perte de crédibilité professionnelle. Les centres d'AMP doivent considérer les

possibilités de distraction ou d'interruption en cours de traitement : communications

téléphoniques, bruits extérieurs, etc. Être interrompu dans une tâche, et y revenir, est

une source fréquente d'erreurs humaines [35].

C.2) Les risques de l'ICSI en contexte viral

Le contexte viral concerne les couples à sérologies positives au VIH, à l'hépatite

B ou à l'hépatite C.

C.2.1) L'intérêt du circuit à risque viral

Les couples à sérologie positive peuvent bénéficier de l'AMP. Les techniques

utilisées sont les mêmes que pour toute AMP, mais elles sont réalisées dans un

laboratoire agréé, par l'ABM, pour le risque viral. Le circuit « à risque viral » prévient une transmission nosocomiale aux autres patients. Excepté l'existence d'une infertilité associée, l'objectif est d'éviter la contamination du conjoint et de l'enfant à naître [27].

C.2.2) Les incidents rapportés en 2012

Dans son rapport 2012, l'ABM signale plusieurs incidents relatifs aux circuits d'AMP à risque viral [4] : absence / défaut de résultats des sérologies réglementaires le jour de l'AMP, erreurs de rangement de paillettes, prise en charge d'un patient à risque viral dans un circuit non spécifique.

C.2.3) Spécificité des prises en charge

Chacune des trois infections fait l'objet d'une prise en charge spécifique.

C.2.3.1. Le VIH

En cas d'infection au VIH, l'ICSI n'est pas la technique de première intention : si la femme est affectée, l'auto-insémination est proposée en premier (dans la mesure du possible) ; et les inséminations intra-utérines, si c'est l'homme qui est porteur du VIH. En Europe, plusieurs milliers de couples, infectés par le VIH, ont bénéficié de l'AMP : à ce jour, aucune séroconversion de la mère et de l'enfant n'a été détectée après lavage et AMP (insémination, FIV ou ICSI).

Les risques non infectieux sont ceux de toute grossesse par AMP. Environ 50 % des couples – dont un membre ou les deux sont infectés par le VIH – peuvent espérer avoir un enfant par AMP [26, 30].

C.2.3.2. L'hépatite B

La prise en charge en circuit viral concerne les patients présentant un antigène HBs positif, ou un anticorps anti-HBc positif isolé sans anticorps anti-HBs. Le membre non atteint du couple doit être vacciné ; si la femme est infectée, une sérovaccination sera programmée à la naissance de l'enfant [27].

Une publication chinoise s'est intéressée au risque de transmission de l'hépatite B chez les porteurs chroniques [45] : la présence du virus de l'hépatite B – dans les ovocytes et des embryons – suggère une éventuelle transmission verticale via la lignée germinale.

C.2.3.3. L'hépatite C

Le recours au circuit viral est imposé en cas de sérologie positive avec virémie positive [27].

Une publication [44] a analysé la transmission verticale du virus de l'hépatite C, de la mère (infectée) à son nouveau-né, au décours d'une grossesse par ICSI. Chez les femmes PCR +, l'incidence de la transmission est très faible (un seul nouveau-né sur 30) ; chez les patientes PCR -, l'incidence est nulle.

Ces résultats sont en contradiction avec d'autres publications. Ils seront clarifiés par des travaux ultérieurs.

III) DONNÉES STATISTIQUES RÉCENTES

Après ce panorama des risques médico-légaux de l'ICSI, il convient de se pencher sur quelques statistiques récentes, fournies par l'ABM : conformément à l'une de ses missions, l'agence rédige un rapport annuel d'AMP vigilance et des lettres d'information en cours d'année.

A) Événéments indésirables 2012

Pour 2012, le rapport d'AMP vigilance indique que 151.594 tentatives d'AMP ont été effectuées [4].

A.1) Répartition des événements indésirables

En 2012, 399 effets indésirable ou incidents ont été signalés (soit 2,6/1000). Les événements indésirables se distribuent comme suit :

– 292 (61 %) relatifs à la stimulation ovarienne

– 101 (21 %) liées à un geste clinique lors de l'AMP (insémination, ponction, transfert)

– 39 pertes ou destructions accidentelles des gamètes ou embryons (8 %)

– 16 (3 %) inhérents à la structure, généralement par non-respect des bonnes pratiques cliniques et biologiques

– 7 (1,5 %) concernent la culture des gamètes ou des embryons

– 2 cas (0,4 %) de morbidité ou de décès

– 15 « autres » (3 %).

A.2) Gravité et type d'événements indésirables

En 2012, sur 292 événements relatifs à la stimulation ovarienne, 91 % ont été côtés « graves ». Le plus fréquemment, il s'agissait d'un syndrome d'hyperstimulation ovarienne sévère, avec hospitalisation dans 76 % des cas. Quinze thromboses ont été rapportées : 7 thromboses jugulaires, 3 phlébites profondes du membre inférieur, 2 embolies pulmonaires, 1 accident vasculaire cérébral (avec hémiplégie et séquelles), 1 accident ischémique transitoire, 1 thrombose du membre supérieur droit. Dans cinq observations, une association avec un syndrome d'hyperstimulation ovarienne sévère est mentionnée.

En 2012, 101 événements indésirables (soit 21 %) ont été liés à un geste clinique lors de l'AMP : insémination, ponction folliculaire ou transfert embryonnaire. Ces événements se répartissent en 97 effets indésirables (dont 96 graves) et 4 incidents (dont 3 graves). La plupart sont des complications postopératoires (hémopéritoine, hématome), des accidents d'anesthésie, des allergies médicamenteuses ou des infections. Quant aux 39 événements indésirables (8 %), ils concernent la perte ou la destruction accidentelle des gamètes ou des embryons. La majorité (64 %) est en rapport avec une maladresse, ou un défaut dans l'équipement ou le matériel ; plus rarement, on note une conservation / décongélation inappropriée, une perte / rupture des paillettes [4].

Chaque événement est classé en fonction de l'imputabilité : est-ce qu'il existe une relation causale entre l'observation d'un événement indésirable et un autre, en amont, susceptible d'en être le déclencheur ? [4]

B) __AMP vigilance, de janvier à avril 2013__

Entre le 1er janvier et le 30 avril 2013, les déclarations AMP vigilance [2] ont fait état de 120 effets indésirables et 31 incidents (une même déclaration peut comporter plusieurs effets indésirables ou incidents), avec 73 % d'événements graves :

− 97 cas d'hyperstimulation ovarienne

− 7 accidents thrombo-emboliques (2 thromboses jugulaires, 4 embolies pulmonaires, 1 accident vasculaire cérébral ischémique)

− 24 événements liés aux gestes cliniques

− 16 pertes de gamètes ou d'embryons

− 2 erreurs d'attribution ou d'identification

− 1 mastite carcinomateuse, découverte à 12 semaines de grossesse (la mammographie était normale moins d'un an avant) ; poursuite de la grossesse − désirée par la patiente − et chimiothérapie pendant la gestation, puis traitement chirurgical après accouchement prématuré induit.

IV) LA PRÉVENTION DES RISQUES MÉDICO-LÉGAUX DE L'AMP ET DE L'ICSI

La prévention des conséquences médico-légales de l'AMP s'appuie sur quatre piliers : l'information détaillée des patients, le recueil de leur consentement éclairé, la prudence thérapeutique et le respect des bonnes pratiques.

L'AMP est encadrée juridiquement par le guide des bonnes pratiques en AMP, le code de déontologie médicale, des directives de la Caisse Nationale d'Assurance Maladie, des recommandations du Comité Consultatif National d'Ethique. Lors d'une éventuelle mise en cause, toute dérive peut considérée comme fautive.

Les phases successives seront évaluées par les experts : précision et qualité du bilan, actes chirurgicaux, indication et suivi de la stimulation ovarienne, réalisation des actes médicaux (ponctions, transferts, surveillance post-opératoire…), suivi de la grossesse. Les dossiers – écrits et complets – doivent comporter les informations nécessaires sur les différentes étapes : prise en charge initiale, stimulation ovarienne, manipulation des gamètes, transfert embryonnaire, don éventuel d'ovocytes [24].

A) La prise en charge initiale

À chaque tentative, l'identité des patients et la réalité du couple sont vérifiées. L'intégralité du bilan doit être conservée : elle démontre la réalité et la justesse de l'indication thérapeutique choisie. Le dossier comporte une trace écrite, concernant l'indication et la réalité de l'information délivrée au couple.

B) La stimulation ovarienne

La stimulation ovarienne fait courir un risque majeur. Elle impose de fournir une information spécifique et complète, y compris sur l'utilisation des gonadotrophines.

B.1) L'hyperstimulation ovarienne

L'essentiel des mises en garde concerne une hyperstimulation ovarienne : les signes annonciateurs, que sont des céphalées, des douleurs abdominales, des nausées et des hémorragies, doivent être précisés. Au moindre doute, la patiente, dûment informée, doit pouvoir consulter.

En outre, il importe de détailler les complications du syndrome d'hyperstimulation ovarienne pouvant engager le pronostic vital, même si leur survenue est exceptionnelle. Là encore, si la patiente craint des complications, elle doit être en mesure de consulter – en urgence – un spécialiste de l'AMP. Dans chaque établissement agréé, un tour de garde des praticiens doit être établi et disponible.

B.2) Les gonadotrophines

Dreyfus [24] préconise de faire signer un consentement spécifique relatif aux gonadotrophines nécessaires à la stimulation ovarienne. Les monographies du Vidal® peuvent en inspirer les termes. Dans le but d'éviter une condamnation pour défaut d'information, il lui semble raisonnable que ce consentement décrive les effets secondaires du traitement : réactions d'hypersensibilité allergique aux divers produits, possibilité de grossesses multiples, augmentation du risque malformatif.

C) La manipulation des gamètes

Le recueil des ovocytes est un acte chirurgical à part entière. Il impose de respecter toutes les procédures. Si une antibioprophylaxie est nécessaire, elle doit être signalée dans le dossier. Un compte-rendu opératoire – précis et individualisé – doit être établi [24].

Khaldoun [35] préconise que chaque étape de manipulation des gamètes comporte une double vérification du nom complet de la patiente et de son partenaire, de leur code unique d'identification (ou du numéro de série – attribué par l'établissement – au début de l'AMP). L'utilisation de codes-barres est une précaution supplémentaire pour écarter un éventuel mélange de spermes. Le dossier mentionne : nom, statut et signature de la personne qui pratique l'activité ; et les nom, statut et signature de la personne qui en est témoin.

D) Le transfert embryonnaire

Le transfert embryonnaire est une décision collégiale : couple, médecins et biologistes. Il fait l'objet d'une information documentée et d'un consentement motivé, signé. Pour éviter les grossesses multiples, on limitera le nombre d'embryons transférés. Si l'on redoute une multi-ovulation, la tentative sera déprogrammée [24].

E) Le don d'ovocytes

La pratique du don d'ovocytes est porteuse d'un risque médico-légal étendu :
– la prescription de gonadotrophines, pour la donneuse, est à bannir, en raison de la méconnaissance de son statut
– le suivi de la receveuse reste imprécis au plan médico-légal [24].

E.1) Un risque pénal pour les gynécologues

Le 21 décembre 2012, une instruction du ministère de la Santé, a été adressée aux directeurs des Agences Régionales de Santé et au Président de l'Ordre national des médecins [39]. Intitulée « Risques encourus par les praticiens français qui donneraient suite aux sollicitations de cliniques dont les pratiques en matière de don de gamètes ne sont pas conformes à la législation nationale », elle les invite à mettre en garde tout particulièrement les gynécologues : ceux-ci encourent une condamnation pénale (cinq ans d'emprisonnement et 75.000 euros d'amende), s'ils violent les dispositions du code de la santé publique sur l'AMP (art. 511-15 et suivants du code pénal).

Le Directeur Général de la Santé écrit : « *Actuellement, l'offre de don d'ovocytes en France est insuffisante pour couvrir les besoins nationaux. Le nombre de couples français qui se rendent à l'étranger en vue d'assistance médicale à la procréation avec don d'ovocytes (en particulier en Espagne) ne cesse d'augmenter. Ces soins reçus à l'étranger ne sont pas toujours conformes à la législation française (rémunération du don d'ovocytes, double don de gamètes…)* ».

E.2) CPAM et jurisprudence

Sur le plan de la jurisprudence, la CPAM prend en charge une FIV avec don d'ovocytes pratiquée sur une assurée sociale française dans une clinique de Barcelone (arrêt N° 91/10, 3 mars 2010, Cour d'appel de Rennes, chambre de la Sécurité Sociale). En revanche, le gynécologue français est susceptible d'être condamné au pénal, s'il effectue le moindre « acte préparatoire » : consultation, prescription de médicaments et / ou d'examens, surveillance par échographie encadrant l'implantation de l'embryon. La receveuse pourra en bénéficier ailleurs – en toute légalité – dans le territoire de l'Union Européenne, aux frais de la CPAM du domicile de l'assurée [39].

Cette incohérence devrait prendre fin le 25 octobre 2013 : la France – comme les autres Etats membres de l'Union Européenne – doit avoir transcrit en droit interne la Directive 2011/24/UE du Parlement européen du 9 mars 2011, relative à l'application des droits des patients en matière de soins transfrontaliers. L'article 8 de cette Directive décrit :

– les soins de santé susceptibles d'être soumis à autorisation préalable et les cas de refus

– l'obligation, pour l'Etat membre, de rendre publique la liste des soins soumis à autorisation préalable ainsi que toute information pertinente relative au système d'autorisation préalable.

Les procédures administratives concernant les soins de santé transfrontaliers doivent reposer sur des critères objectifs et non discriminatoires [39].

E.3) Don d'ovocytes et mucoviscidose

Toujours dans le domaine du don d'ovocytes, un cas de mucoviscidose pose question. Dans le cadre de l'AMP vigilance, un centre a signalé à l'ABM la naissance d'un enfant atteint de mucoviscidose, après une AMP avec tiers donneur (donneuse d'ovocytes). Or aucun antécédent génétique ni cas familial n'avait été détecté lors de la procédure de sélection. En outre, la donneuse était déjà mère d'un enfant en bonne santé. Elle a été convoquée et informée : elle était alors enceinte d'un deuxième enfant. Testé pour la mucoviscidose après sa naissance, il est indemne de la maladie [4].

Tels sont les principaux éléments en matière de risque médico-légal de l'ICSI. Leur maîtrise « assure la protection du fœtus, des patients, des praticiens et le respect de la dignité humaine » [24]. Le risque médico-légal de l'AMP n'a rien de théorique, comme le démontre la jurisprudence française.

AMP et jurisprudence française

Nous n'avons pas retrouvé de jurisprudence spécifique à l'ICSI. En revanche, nous rapporterons trois exemples judiciaires français relatifs aux pratiques d'AMP : le premier a été jugé par une Cour administrative d'appel ; le second par la chambre criminelle de la Cour de cassation ; le troisième relate des faits non encore jugés, mais analysés par un collège d'experts (mandaté par un tribunal).

I) UNE PLAINTE ADMINISTRATIVE, EN APPEL

Un arrêt de la Cour administrative d'appel de Douai [18] pose les questions de la détérioration accidentelle d'embryons surnuméraires, de son indemnisation, et du statut de l'embryon.

A) Le jugement en première instance

Le couple T. bénéficie d'une FIV, et donne naissance à des jumelles en 1998. Neuf embryons surnuméraires sont congelés. En 2000, le directeur du centre d'AMP du CHRU d'Amiens prévient les conjoints qu'un incident s'est produit : une fissure dans l'enveloppe interne du conteneur a laissé s'évaporer l'azote liquide, provoquant une élévation temporaire de la température des ovocytes fécondés [52].

A.1) La requête initiale du couple T.

En juillet 2002, M. et Mme T. saisissent le Tribunal administratif d'Amiens. Ils demandent :

– que le CHRU soit condamné à les indemniser du préjudice matériel et moral subi

– à être indemnisés du préjudice résultant de la perte de chance d'être parents.

A.2) Le jugement du Tribunal administratif

Le 9 mars 2004, le Tribunal administratif d'Amiens rend son jugement. Il considère que « le service public hospitalier est responsable, même en l'absence de faute de sa part, des conséquences dommageables pour les usagers de la défaillance des produits et appareils de santé qu'il utilise ». Bien que – en l'état actuel des connaissances de la science – les conséquences d'un tel incident sur le devenir des ovocytes soient inconnues, « le préjudice résultant de cette défaillance doit être tenu pour certain » dans le cadre d'une procédure d'AMP.

En revanche, le Tribunal administratif refuse tout préjudice matériel, en se fondant sur l'article 16-1 du code civil : « Le corps humain, ses éléments et ses produits ne peuvent faire l'objet d'un droit patrimonial ». De même, le préjudice moral pour perte d'un être cher est refusé car « les ovocytes surnuméraires ne sont pas des personnes ».

Enfin, le préjudice de perte de chance d'être parent est rejeté, car les requérants n'ont que 44 et 32 ans, ce qui leur permet de tenter une nouvelle AMP. Cependant, le couple T. obtient « réparation des troubles divers dans les conditions d'existence » : à ce titre, le CHRU est condamné à leur verser 10.000 euros [52].

B) Le jugement en appel administratif

Ce jugement est frappé d'appel devant la Cour Administrative de Douai [19].

B.1) Les demandes des parties

L'audience a lieu le 6 décembre 2005.

B.1.1 La requête des époux T.

Le couple T. demande à la Cour de :

– réformer le jugement par lequel l'hôpital d'Amiens ne leur a versé que 10.000 euros, en réparation du préjudice résultant de la perte des embryons

– condamner le CHRU à leur verser 207.000 euros (9 x 23.000 euros), soit au titre de la perte d'êtres chers, soit au titre du préjudice matériel et moral ; et 76.225 euros, au titre des troubles dans les conditions d'existence

– condamner le CHRU au paiement d'une indemnité de 2.000 euros, au titre de l'article L7161-1 du code de justice administrative.

Les époux soutiennent que la Cour devra confirmer le jugement en première instance sur les questions de la responsabilité et du caractère certain du préjudice. En revanche, selon eux, la Cour devra considérer que l'embryon est un être humain, avec toutes les conséquences qui en découlent. Ils estiment également avoir subi un préjudice matériel et moral : la somme de 10.000 euros allouée en première instance ne répare ni la chance d'avoir un enfant ni le trouble que constituerait une nouvelle AMP.

B.1.2 La défense du CHRU

Dans son mémoire en défense, le CHRU d'Amiens demande de :

– rejeter la requête des époux T.

– d'annuler le jugement qui l'a condamné à payer la somme de 10.000 euros, au titre des troubles dans les conditions d'existence [19].

Le CHRU fait valoir que le couple n'a plus de projet parental. L'établissement soutient que c'est à tort que le Tribunal a considéré que la défaillance du matériel engageait la responsabilité de l'hôpital, même en l'absence de faute. Les neuf embryons n'ont pas été détruits, mais sont toujours conservés par le laboratoire de biologie. Aucune perte de chance ne peut être invoquée, dans la mesure où seule la décongélation des embryons et leur implantation permettrait d'apprécier la possibilité d'être de nouveau parents. Le

CHRU considère qu'en reconnaissant aux requérants des troubles dans les conditions d'existence, le Tribunal est allé au-delà de leurs sollicitations.

B.2) Le jugement de la Cour d'appel

Dans son jugement du 6 décembre 2005 [19], la Cour considère que les époux T. se bornent à faire état – d'une manière générale – de la chance d'être parent. Ils ne produisent pas d'élément démontrant qu'ils entendent poursuivre un projet parental ; à aucun moment, ils n'ont indiqué – ni devant les premiers juges ni devant la Cour – souhaiter avoir d'autres enfants. Dans leurs écrits, les conjoints vont jusqu'à indiquer que la naissance de leurs filles a satisfait leur demande de parentalité. Les époux – auxquels incombe la charge de prouver l'existence du préjudice – sont déboutés.

La perte des embryons surnuméraires ne peut faire l'objet d'un préjudice indemnisable, sauf si le couple « *poursuit un projet de procréation, auquel cette perte porte une atteinte »,* ce qui n'est pas le cas. Dans cette affaire, les « troubles dans les conditions d'existence » sont une catégorie fourre-tout pour obtenir une indemnisation. Les 10.000 euros, accordés en première instance, sont perdus pour les requérants.

Enfin, la Cour estime que les embryons ne constituent ni des êtres humains ni des produits humains [19]. Sur un plan théorique, l'embryon n'a pas de personnalité juridique : celle-ci n'est octroyée qu'aux personnes nées vivantes et viables [18].

II) UNE CONDAMNATION AU PENAL

En tant que citoyen, le praticien peut aussi faire l'objet de poursuites pénales. Le 29 juin 2010, la chambre criminelle de la Cour de cassation a jugé une affaire d'une particulière gravité [20]. Adergal en fait un commentaire argumenté [1] : elle examine les faits reprochés, les qualifications juridiques retenues par les juges, la défense du praticien, puis analyse la condamnation.

A) <u>Les faits reprochés</u>

Pendant plusieurs années, Émile X. gynécologue, suit des patientes présentant des troubles de la fécondité. Il leur applique des stimulations ovariennes. À la suite d'une plainte – pour mise en danger d'autrui et escroquerie – une information est ouverte et le médecin renvoyé devant le Tribunal correctionnel. Sa condamnation est confirmée en appel : un an d'emprisonnement avec sursis et mise à l'épreuve, cinq ans d'interdiction professionnelle (Cour d'appel de Lyon, $7^{è}$ chambre, 11 février 2009). Le praticien se pourvoit en cassation. Deux faits lui sont reprochés : la mise en danger d'autrui et une escroquerie vis-à-vis de la Sécurité Sociale.

A.1) La mise en danger d'autrui

La mise en danger de la vie d'autrui concerne six patientes. Les manquements sont souvent récurrents. Globalement, les experts concluent que la prise en charge de ces patientes et leur suivi médical n'ont pas été réalisés conformément aux règles de l'art et aux données actuelles de la science ; et que les soins dispensés ont constitué un danger certain.

A.1.1) Stimulation ovarienne non appropriée

Premier grief, des stimulations ovariennes non appropriées. Chez certaines patientes, la posologie et / ou la fréquence sont excessives : Myriam a subi 30 cycles en deux ans, ce qui lui faisait courir le risque de grossesses multiples et d'hyperstimulation ovarienne. Une grossesse multiple, c'est ce qui est arrivé à Jeannette : elle aussi a reçu des doses surévaluées de stimulant de l'ovulation. À 26 semaines d'aménorrhée plus six jours, elle donne naissance à trois grands prématurés, dont l'un décède à la naissance et un autre est gravement handicapé.

Chez Catherine, la stimulation ovarienne est prématurée, en l'absence de troubles du cycle menstruel. Le praticien administre de fortes posologies de produits inducteurs, préconisées uniquement pour réaliser une FIV. Circonstance aggravante, cette patiente est potentiellement sujette à l'éventualité de grossesses multiples et de phlébite létale (antécédent de phlébite en février 2000). Ces risques deviennent réalité : quatre enfants naissent prématurés, à 28 semaines d'aménorrhée ; par ailleurs, à la suite d'une hyper-stimulation ovarienne grave, une phlébite nécessite sept jours d'hospitalisation et six mois d'héparine. Quelle que soit la réalité – invoquée par le gynécologue – du désir d'enfant de Catherine (ce qu'elle conteste), les traitements qu'elle a reçus l'ont exposée à un danger vital : le praticien a violé – sciemment et manifestement – les obligations de prudence.

A.1.2) Posologie, manquements aux bilans

En termes de posologie, Émile X. se voit également reprocher l'administration d'héparine à dose trop forte, d'où un risque hémorragique vital.

Il lui est également fait grief de ne pas avoir procédé au bilan étiologique complet d'infertilité ou de stérilité de couples, et d'avoir omis de recourir à la consultation obligatoire de l'équipe pluridisciplinaire (qui discute du choix de la technique d'AMP la plus pertinente). Enfin, en mai 1999, le prévenu procède à une cœlioscopie, alors qu'il n'a pas la compétence pour réaliser cet acte chirurgical sanglant.

A.2) Les faits d'escroquerie

La deuxième catégorie de faits reprochés au médecin est une escroquerie, au préjudice de la caisse primaire d'assurance-maladie de Lyon. L'information judiciaire met en évidence une véritable entente entre le praticien et plusieurs pharmaciens. Les explications du côté du gynécologue n'ont pas convaincu la Cour. Qu'il s'agisse de sa compagne, expliquant – sans la moindre gêne – être suivi par le Dr X. pour avoir un enfant. Ou du médecin, se cantonnant à répondre qu'il possède « une collection unique au monde en vignettes de médicaments » (pour plus de précisons, voir Adergal, [1]).

B) Les qualifications juridiques

En ce qui concerne la mise en danger d'autrui, le débat porte sur les règles de bonnes pratiques en matière d'AMP et sur la réalisation de la cœlioscopie.

B.1) Les règles de bonnes pratiques

En termes de manquement aux bonnes pratiques, la Cour retient notamment :

– la non évaluation préalable par une équipe pluridisciplinaire

– l'absence de bilan préalable complet avant l'AMP (clinique et biologique)

– la préconisation de techniques de FIV chez une patiente de 27 ans, ne présentant pas d'infécondité

– un nombre largement excessif de cycles d'insémination (30 pour Myriam).

B.2) La réalisation de la cœlioscopie

« *Tout médecin est, en principe habilité à pratiquer tous les actes de diagnostic, de prévention et de traitement. Mais il ne doit pas, sauf circonstances exceptionnelles, entreprendre ou poursuivre des soins, ni formuler des prescriptions dans des domaines qui dépassent ses connaissances, son expérience et les moyens dont il dispose* ». (art. R4127-70 du CSP, art. 70 du code de déontologie).

Ces règles de droit s'imposent à ceux qui y sont assujettis. Elles édictent une obligation particulière de prudence et de sécurité (art. 223-1 du code pénal). Seule la qualification de gynécologue obstétricien autorise les actes chirurgicaux, notamment les cœlioscopies et hystéroscopies.

C) Défense du praticien, confirmation du jugement

La défense du praticien est écartée par la Cour de cassation.

C.1) Défense face à la mise en danger d'autrui

Pour réfuter la mise en danger d'autrui, le gynécologue oppose deux arguments. Primo, ce délit n'est caractérisé qu'en cas de violation manifestement délibérée d'une obligation particulière de sécurité ou de prudence prévue par la loi ou le réglement. Or, l'article R4127-70 du CSP se borne à ordonner aux médecins de dispenser les soins les mieux adaptés [...] et n'impose pas un modèle de conduite circonstanciée dans une situation donnée. De fait, il n'édicte pas d'obligations particulières de sécurité ou de prudence, au sens de l'article 223-1 du code pénal.

Secundo, ce même article réprime le fait d'exposer autrui à un risque immédiat de mort ou de blessures, de nature à entraîner une mutilation ou une infirmité permanente. Or, la Cour d'appel s'est bornée à affirmer que le Dr X. n'avait pas la compétence pour accomplir ou n'a pas accompli certains actes, sans rechercher s'ils avaient effectivement exposé les patientes aux risques sus cités.

C.2) Confirmation du jugement

La Cour de cassation écarte ce raisonnement et reprend les attendus de la Cour d'appel :

– la prise en charge médicale n'a pas été conduite conformément aux règles de l'art

– les soins pratiqués ont constitué un danger certain pour les patientes

– les AMP ont été réalisées sans bilan préalable ni avis d'une équipe pluridisciplinaire

– les traitements de stimulation ovarienne, à si forte posologie, pouvaient entraîner des risques mortels.

En administrant délibérément des traitements inutiles et dangereux, le Dr X. a violé les obligations particulières de prudence et de sécurité. La Cour de cassation rejette le pourvoi, elle confirme la condamnation d'Émile X. à un an d'emprisonnement avec sursis (et mise à l'épreuve), et cinq ans d'interdiction professionnelle.

III) LA DOUBLE PLAINTE DE MADAME O.

Dans le cadre de la préparation de ce mémoire, nous avons eu connaissance de l'observation de Madame O. Née en 1962, elle est suivie par le Dr M. pour infertilité primaire. Courant 2003, le praticien la confie au Centre Hospitalier (CH) de D., pour surveillance de sa quatrième grossesse et de son premier accouchement.

A) L'histoire de Mme O. et de J.

La grossesse de Mme O. résulte d'une FIV et de la réimplantation d'un embryon congelé (le 7 janvier 2003).

A.1) Madame O.

La patiente est de groupe B +, les recherches d'agglutinines irrégulières sont négatives. Mme O. est immunisée contre la rubéole et la toxoplasmose, ses sérologies pour les hépatites, le TPHA et l'HIV sont négatives.

La patiente ne souhaite pas bénéficier d'une amniocentèse : c'est ce que consigne le Dr D. dans le dossier (et ce qu'indique la lettre d'accompagnement du Dr M. au CH.) La patiente est y suivie tous les mois. Ses consultations – ainsi que les échographies des deuxième et troisième trimestres – sont normales.

Le 19 septembre 2003, à 39 semaines d'aménorrhée, au terme d'une grossesse normale, Mme O. est admise en salle de travail. Devant un rythme cardiaque fœtal anormal (avec pH normal) et dilatation stagnante, une césarienne est décidée. Elle est réalisée en urgence, sous rachianesthésie : Mme O. donne naissance à J., enfant de sexe masculin pesant 2.680 g et dont le score d'Apgar est normal.

A.2) L'enfant J.

Au deuxième jour, J. présente un épisode de cyanose, rapidement rapporté à une hypoglycémie : l'enfant est transféré en néonatalogie, pour surveillance. Son examen révèle un hirsutisme, un cou court, un petit menton.

Les différents bilans montrent que le petit J. est porteur d'une chromosomopathie (anomalie chromosomique de type translocation équilibrée complexe). Sont associées de multiples malformations, une dysmorphie faciale, une neuropathie périphérique démyélinisante, des troubles praxiques, un retard du langage.

Dans la mesure où les caryotypes des parents sont normaux, une telle anomalie chromosomique complexe est vraisemblablement un accident de la division cellulaire, sans cause connue, imprévisible et inévitable. Son pronostic est extrêmement difficile à établir : chaque anomalie est particulière, et la revue de la littérature n'a pas retrouvé d'enfants porteurs d'une anomalie strictement identique à celle du petit garçon.

B) Les doléances du couple O.

Le couple O. introduit deux instances différentes : civile et administrative.

B.1) Le refus d'embryon congelé

Devant le Tribunal de Grande Instance, Mme O. reproche au Dr M. un transfert d'embryons congelés, alors qu'elle réclamait une nouvelle FIV pour avoir des embryons « frais »...

B.2) La prise en charge obstétricale

La deuxième plainte est déposée devant le Tribunal Administratif de L. Elle vise la prise en charge obstétricale. Elle reproche à l'établissement hospitalier : l'absence d'amniocentèse ; l'absence de césarienne systématique qui – selon le couple – aurait pu éviter les troubles neurologiques présentés par leur enfant.

C) L'avis de l'expert judiciaire

Le 2 août 2013, le rapport de l'expert, mandaté par le juge, réfute les doléances du couple O.

C.1) Sur le transfert d'embryons congelés

C'est à juste titre que le Dr M. a transféré des embryons congelés : il respecte les lois bioéthiques et le CSP : aucune tentative de FIV ne doit être organisée tant que le couple dispose encore d'embryons congelés (CSP, art. L2141-3).

C.2 Sur la prise en charge obstétricale

Une amniocentèse aurait pu être réalisée. Toutefois, malgré les allégations de la patiente, il existe des indices concordants (lettre du Dr M., mention dans le dossier obstétrical du CH) démontrant que l'information a été délivrée ; que l'amniocentèse a été proposée et refusée par la patiente. De toutes les façons, même si cela n'était pas le cas, un caryotype standard n'aurait pas diagnostiqué l'anomalie de J.

Quant la césarienne, elle n'avait pas lieu d'être systématique. L'état de J. ne résulte pas d'un défaut d'oxygénation per partum. En témoignent des arguments indiscutables :

– le pH normal une heure avant la naissance

– l'excellente adaptation de l'enfant à la vie extra-utérine (score d'Apgar normal)

– J. n'a pas eu besoin de réanimation, il est resté avec sa maman immédiatement après la naissance.

Ce n'est pas non plus l'hypoglycémie constatée au deuxième jour – responsable d'un épisode de cyanose et entrainant la surveillance de l'enfant en néonatalogie – qui est à l'origine de l'état de J. Les experts sont formels sur ce point.

C.3 Aucun grief ne peut être retenu

Le rapport d'expertise indique :

« *Les diagnostics établis, les traitements et interventions, soins prodigués et leur suivi ont été consciencieux, attentifs, diligents et conformes aux données acquises de la science, et étaient adaptés à l'état de Mme O. La conduite du travail ainsi que la décision de césarienne en cours de travail étaient tout à fait indiquées [...]*

Aucune faute médicale, aucune faute de soins, et dans l'organisation du service n'ont été commises lors de l'hospitalisation de Mme O. Les diligences nécessaires et l'établissement d'un diagnostic ont été mis en œuvre, les interventions et actes médicaux pratiqués ont été exécutés conformément aux règles de l'art [...]

Aucun préjudice annexe ne peut être imputé par une faute du CH de D. »

Conclusions

L'ICSI est une technique d'AMP : sa prise en charge, multidisciplinaire, est lourde. Elle nécessite – de la part du couple – une adhésion forte et une compréhension satisfaisante du processus. Ses deux principales complications sont l'hyperstimulation ovarienne et les grossesses multiples. Sur le plan fœtal, il existe une augmentation du risque malformatif ; des travaux ultérieurs, sur des cohortes plus importantes, pourront préciser leur répartition par appareil.

Le domaine de l'ICSI – complexe, rapidement évolutif et multifactoriel – pose des problèmes techniques, humains et juridiques. En tant que technique d'AMP, elle est très encadrée sur le plan législatif et réglementaire, à la fois au niveau des indications, des techniques et de l'information à délivrer.

La judiciarisation de la pratique médicale n'épargne pas l'AMP. Au moment de la rédaction du présent mémoire, la comparaison avec les autres pays européens – sur le plan législatif – montre un profond manque d'harmonisation.

En témoignent des questions telles que :

– l'accès à l'AMP pour les couples homosexuels et les femmes célibataires

– l'anonymat des donneurs de gamètes, et le droit de connaître ses origines

– la gestation pour autrui, et le tourisme procréatif qu'elle entraine

– le statut de l'embryon, et le champ d'autorisation des recherches

– le transfert d'embryon post-mortem.

Autant de sujets qui seront – eux aussi – à l'origine de nouveaux risques médico-légaux.

Bibliographie

1. Adergal A. Une condamnation pénale dans le cadre de la procréation médicalement assistée. *Droit Déonto Soins*. 2010 Déc;10(4):427-36.

2. Agence de la Biomédecine, *AMP vigilance' infos, (5^è) lettre d'information pour les professionnels de santé*, mai 2013.
http://www.agence-biomedecine.fr/IMG/pdf/newsletter_amp_vigilance_mai_2013.pdf

3. Agence de la Biomédecine, *Les missions de l'Agence.*
http://www.agence-biomedecine.fr/Les-missions-de-l-agence

4. Agence de la Biomédecine, *Rapport annuel (2012) sur le dispositif de vigilance relatif à l'assistance médicale à la procréation.*
http://www.agence-biomedecine.fr/IMG/pdf/rapport_ampvigilance_2012_ministre_vfinale.pdf

5. Agence de la Biomédecine, *Règles de bonnes pratiques cliniques et biologiques d'assistance médicale à la procréation.* Arrêté du 3 août 2010, modifiant l'arrêté du 11 avril 2008.
http://www.agence-biomedecine.fr/IMG/pdf/regles-de-bonnes-pratiques-cliniques-et-biologiques-d-assistance-medicale-a-la-procreation-_arrete-du-3-aout-2010-modifiant-l-arrete-du-11-avril-2008_.pdf

6. Agence de la Biomédecine, *Retour d'expérience vis-à-vis d'un effet indésirable grave à type d'accident d'anesthésie au cours d'une ponction ovocytaire.* http://www.agence-biomedecine.fr/IMG/pdf/retex_eig_accident_anesthesie.pdf

7. Amar-Hoffet A, Hédon B, Belaisch-Allart J. Place des techniques d'assistance médicale à la procréation. *J Gynecol Obstet Biol Reprod (Paris)*. 2010 Dec;39(8 Suppl 2):S88-99.

8. Barret L. Le contrat médical. *Médileg* 2009. http://www.medileg.fr/Le-contrat-medical

9. Beauquier-Maccotta B. Les enfants de l'assistance médicale à la procréation. *J Péd Puér*. 2010 Sep;23(4):204-11.

10. Bellaisch Allart J. L'Accès à l'Assistance Médicale à la Procréation, la gestation pour autrui, l'homoparentalité. *Gynecol Obstet Fertil*. 2012 Aug;40 Suppl 1:3-7.

11. Bernard M. *160 questions en responsabilité médicale*. Question 3 : Quelles sont les grandes règles de la responsabilité médicale ? 2e édition, Masson 2010.

12. Bernard M. *160 questions en responsabilité médicale*. Question 60 : Quelle est la valeur juridique des recommandations des sociétés savantes ? 2e édition, Masson 2010.

13. Bouillon C, Fauque P. Devenir des enfants issus des techniques d'assistance médicale à la procréation. *Arch Pediatr.* 2013 May;20(5):575-9.

14. Code civil. Articles 311-19 et 311-20. code de procédure civile – Article 1157-2. Code de la santé publique – Articles L2141-1 à L2141-12. *Légifrance.*
http://www.legifrance.gouv.fr/

15. Code de Déontologie Médicale (nov. 2012). Ordre National des Médecins. *Article 35, information du patient* (et commentaires du Conseil de l'Ordre).
http://www.conseil-national.medecin.fr/article/le-code-de-deontologie-medicale-915

16. Conard J. Assistance médicale à la procréation et risque thrombo-embolique. *J Mal Vasc.* 2013 Mar; 38(2):87.

17. Conard J, Plu-Bureau G, Horellou MH, Samama MM, Gompel A. Thrombose et assistance médicale à la procréation, *J Mal Vasc.* 2011 Jun;36(3):145-54.

18. Cour Administrative d'appel de Douai, 6 décembre 2005, *Commentaires BDSP.*
http://www.bdsp.ehesp.fr/Base/339685/

19. Cour Administrative d'appel de Douai, 6 décembre 2005, Décision Tellier, Revue Générale de droit, *Requête numéro 04DA00376*, publié au recueil.
http://www.revuegeneraledudroit.eu/blog/decisions/cour-administrative-dappel-de-douai-6-decembre-2005-tellier-requete-numero-04da00376-publie-au-recueil/#.UgSunCPXl4E

20. Cour de cassation, Chambre criminelle, 29 juin 2010, *Arrêt 09-81.661*, Légifrance. http://www.legifrance.gouv.fr/affichJuriJudi.do?oldAction=rechJuriJudi&idTexte=JURI TEXT000022659943&fastReqId=1979322487&fastPos=1

21. Davies MJ, Moore VM, Willson KJ, Van Essen P, Priest K, Scott H, Haan EA, Chan A. Reproductive technologies and the risk of birth defects. *N Engl J Med.* 2012 May 10;366(19):1803-13.

22. De Vos A, Van de Velde H, Bocken G, Eylenbosch G, Franceus N, Meersdom G, Tistaert S, Vankelecom A, Tournaye H, Verheyen G. Does intracytoplasmic morphologically selected sperm injection improve embryo development? A randomized sibling-oocyte study. *Hum Reprod.* 2013 Mar;28(3):617-26.

23. Direction Déléguée à la Gestion et à l'Organisation des Soins, Direction de l'Offre de Soins, Département des Produits de Santé. *Références juridiques, Biologie médicale.* Caisse Nationale d'Assurance Maladie, octobre 2012. http://www.ameli.fr/professionnels-de-sante/directeurs-de-laboratoires-d-analyses-medicales/vous-former-et-vous-informer/guide-des-references-juridiques-biologie-medicale.php

24. Dreyfuss JM. Le risque médico-légal dans l'AMP. *Gyneco Online.* Avril 2013. http://www.gyneco-online.com/auteurs?a=Jean-Michel%20DREYFUS

25. FIV France, *ICSI*.

http://www.fivfrance.com/page_icsi.html

26. Gout C, Rougier N, Oger P, Dorphin B, Kahn V, Jacquesson L, Ayel JP, Yazbeck C. Assistance médicale à la procréation et VIH : revue des indications, techniques et résultats. *Gynecol Obstet Fertil*. 2011 Dec;39(12):704-8

27. Granet P. Assistance médicale à la procréation : principaux aspects biologiques, médicaux et éthiques. EMC (Elsevier Masson SAS, Paris). *Traité de médecine Akos*. 3-1362, 2010.

28. Hanevik HI, Hilmarsen HT, Skjelbred CF, Tanbo T, Kahn JA. Increased risk of ovarian hyperstimulation syndrome following controlled ovarian hyperstimulation in patients with vascular endothelial growth factor +405 cc genotype. *Gynecol Endocrinol*. 2012 Nov;28(11):845-9.

29. Hansen AT, Kesmodel US, Juul S, Hvas AM. No evidence that assisted reproduction increases the risk of thrombosis: a Danish national cohort study. *Hum Reprod*. 2012 May;27(5):1499-503

30. Haute Autorité de Santé (HAS), *Évaluation de la fécondation in vitro avec micromanipulation (Intracytoplasmic sperm injection [ICSI]), Indications, coût– efficacité et risques pour la descendance*. Décembre 2006.

http://www.has-sante.fr/portail/upload/docs/application/pdf/rapport_icsi.pdf

31. Hazout A, Belloc S, Junca AM, Dumont M, Benkhalifa M, Ménézo Y, Cohen-Bacrie P. Intracytoplasmic morphologically selected sperm injection (IMSI). *Physiologie, pathologie et thérapie de la reproduction chez l'humain.* Springer 2011, 453-459.

32. Irez T, Ocal P, Guralp O, Kaleli S, Ocer F, Sahmay S. Sperm selection based on motility in polyvinylpyrrolidone is associated with successful pregnancy and embryo development. *Andrologia.* 2013 Aug;45(4):240-7.

33. Joy J, Gannon C, McClure N, Cooke I. Is assisted reproduction associated with abnormal placentation? *Pediatr Dev Pathol.* 2012 Jul-Aug;15(4):306-14.

34. Kato Y, Nagao Y. Effect of polyvinylpyrrolidone on sperm function and early embryonic development following intracytoplasmic sperm injection in human assisted reproduction. *Reprod Med Biol.* 2012 Oct;11(4):165-176.

35. Khaldoun S, Al-Ah-Mad M. Using the wrong sperm or embryos in IVF. *Assisted reproduction techniques: Challenges and management options.* First Edition, Edited by Khaldoun Sharif and Arri Coomarasamy, 2012, Blackwell Publishing Ltd.

36. Kim JW, Lee WS, Yoon TK, Seok HH, Cho JH, Kim YS, Lyu SW, Shim SH. Chromosomal abnormalities in spontaneous abortion after assisted reproductive treatment. *BMC Med Genet.* 2010 Nov 3;11:153.

37. Knez K, Tomazevic T, Zorn B, Vrtacnik-Bokal E, Virant-Klun I. The IMSI procedure improves poor embryo development in the same infertile couples with poor semen quality: a comparative prospective randomized study. *Reprod Biol Endocrinol.* 2011 Aug 29;9:123.

38. Lucas-Baloup I. Aspect médico-légal de l'AMP. *Gyneco Online.* Février 2012. http://www.gyneco-online.com/fertilit%C3%A9/aspect-m%C3%A9dico-l%C3%A9gal-de-l%E2%80%99amp

39. Lucas-Baloup I. GPA et AMP : soupçons / condamnations (les circulaires incohérentes). *Gyneco Online.* Février 2013. http://www.gyneco-online.com/juridique/gpa-et-amp-soup%C3%A7onscondamnations-les-circulaires-incoh%C3%A9rentes

40. McLachlan RI, O'Bryan MK. Clinical Review#: State of the art for genetic testing of infertile men. *J Clin Endocrinol Metab.* 2010 Mar;95(3):1013-24.

41. Magne L. *Histoire sémantique du risque et de ses corrélats : suivre le fil d'Ariane étymologique et historique d'un mot-clé du management contemporain.* Université Paris-Dauphine 2010.

http://hal.archives-ouvertes.fr/docs/00/46/59/54/PDF/Magne_Histoire_semantique_du_risque_et_de_ses_correlats.pdf

42. Marchand E, Poncelet C, Carbillon L, Pharisien I, Tigaizin A, Chanelles O. Les grossesses issues de l'assistance médicale à la procréation se compliquent-t-elles plus que les grossesses spontanées ? Étude rétrospective sur six ans. *J Gynecol Obstet Biol Reprod (Paris)*. 2011 Oct;40(6):522-8.

43. Moutel G. Pourquoi le consentement des patients ne doit-il pas être banalisé ? *Gynecol Obstet Fertil*. 2012 Nov; 40 (11);698-700.

44. Nesrine F, Saleh H. Hepatitis C virus (HCV) status in newborns born to HCV positive women performing intracytoplasmic sperm injection. *Afr Health Sci*. 2012 Mar; 12(1) :58-62.

45. Nie R, Jin L, Zhang H, Xu B, Chen W, Zhu G. Presence of hepatitis B virus in oocytes and embryos: a risk of hepatitis B virus transmission during in vitro fertilization. *Fertil Steril*. 2011 Apr;95(5):1667-71.

46. Oliveira JB, Cavagna M, Petersen CG, Mauri AL, Massaro FC, Silva LF, Baruffi RL, Franco JG Jr. Pregnancy outcomes in women with repeated implantation failures after intracytoplasmic morphologically selected sperm injection (IMSI). *Reprod Biol Endocrinol*. 2011 Jul 22;9:99.

47. Perrin A, Nguyen MH, Douet-Guilbert N, Morel F, De Braekelee M. Intracytoplasmic morphologically selected sperm injection or intracytoplasmic sperm injection: where are we 12 years later? *Expert Rev Obstet Gynecol.* 2013 May; 8(3): 261-270.

48. Peton P. *Le contrat médical.* Université de Reims, juin 2006.
http://www.univ-reims.fr/gallery_files/site/1/90/1129/1384/1536/1577/1579.pdf

49. Renard-Visseaux J. *Les lois de bioéthique en matière de PMA, permissives ou restrictives ?* Thèse de Médecine Générale. Angers : 2012, Support : internet.
http://dune.univ-angers.fr/fichiers/20086880/2011MCEM406/fichier/406F.pdf

50. Rougé-Maillart C, Visseaux G, Gaudin A, Jousset N. Un revirement jurisprudentiel important en matière de responsabilité médicale pour défaut d'information. *Rev Méd Lég.* 2011;2:22-27.

51. Sassoon D., Prévention et gestion du conflit médecin-patient. *Chir Main.* 2007 Apr;26(2):67-87.

52. Tribunal Administratif d'Amiens (2e chambre), 9 mars 2004. La Semaine Juridique, Édition Générale N°1. *Perte accidentelle d'embryons surnuméraires.*

53. Vialla F. Comparaison des jurisprudences rendues en matière de responsabilité pour défaut d'information. Colloque CEPRISCA, Amiens, 12 janvier 2012 : « Expertises judiciaires en responsabilité médicale et expertises CRCI ». *Méd Droit*. 2013:57-64.

54. Viot G. *Incidence des malformations congénitales au sein d'une cohorte de 15.162 enfants conçus par Procréation Médicalement Assistée*. European Human Genetics Conference 2010. Gothenburg, Suède.

55. Wen J, Jiang J, Ding C, Dai J, Liu Y, Xia Y, Liu J, Hu Z. Birth defects in children conceived by in vitro fertilization and intracytoplasmic sperm injection: a meta-analysis. *Fertil Steril*. 2012 Jun;97(6):1331-7.e1-4.

56. Zwink N, Jenetzky E, Schmiedeke E, Schmidt D, Märzheuser S, Grasshoff-Derr S, Holland-Cunz S, Weih S, Hosie S, Reifferscheid P, Ameis H, Kujath C, Rissmann A, Obermayr F, Schwarzer N, Bartels E, Reutter H, Brenner H; CURE-Net Consortium. Assisted reproductive techniques and the risk of anorectal malformations: a German case-control study. *Orphanet J Rare Dis*. 2012 Sep 15;7:65.

Résumé

L'Assistance Médicale à la Procréation (AMP) regroupe différentes techniques, dont la Fécondation In Vitro (FIV). L'injection intra-cytoplasmique de spermatozoïde (Intra Cytoplasmic Sperm Injection, ICSI) est une variante de FIV : sa prise en charge – multidisciplinaire – est lourde. Le présent mémoire a pour objet le risque médico-légal de l'ICSI en France : il est très peu analysé dans la littérature, et ses données de référence datent de 2006 (rapport de la Haute Autorité de Santé, HAS). Ce travail présente brièvement les différentes techniques d'AMP, la place et les indications de l'ICSI, avant de faire le point sur le contrat médecin-malade, la responsabilité du praticien et le consentement éclairé, qui ont largement évolué depuis 2002. Ensuite, il décrit l'encadrement médico-légal de l'AMP et de l'ICSI : d'une part – comme pour tout acte médical – celui-ci repose sur le code civil, le code pénal, le code de déontologie médicale et le code de santé publique ; d'autre part – en tant que technique d'AMP – l'ICSI est très encadrée sur le plan législatif et réglementaire (au niveau des indications, des techniques et de l'information à délivrer). Ce mémoire propose une définition générale du risque médico-légal. Puis, à la lumière de publications récentes, il détaille le risque médico-légal de l'ICSI, ses incertitudes et sa prévention. Même si elles sont peu fréquentes, les principales complications de l'ICSI sont l'hyperstimulation ovarienne, les grossesses multiples et les malformations fœtales. Enfin, comme le montrent la jurisprudence française et une observation, le risque médico-légal de l'ICSI est tout sauf théorique.

Mots-clés

Injection intra-cytoplasmique de spermatozoïde (Intra Cytoplasmic Sperm Injection, ICSI), Assistance Médicale à la Procréation (AMP), risque, complications, médico-légal, responsabilité

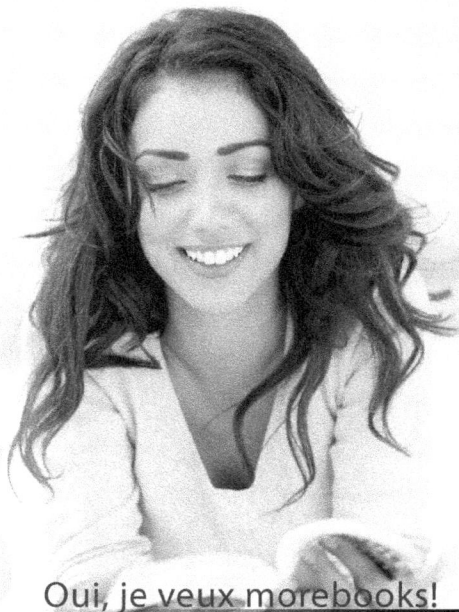